AF474144

MÉMOIRE

SUR

LE CHOLERA-MORBUS,

COMPLIQUÉ D'UNE

ÉPIDÉMIE DE FIÈVRE JAUNE,

QUI A RÉGNÉ SIMULTANÉMENT

A LA NOUVELLE-ORLÉANS

EN 1832;

PAR M. MICHEL HALPHEN,

DOCTEUR-MÉDECIN A LA NOUVELLE-ORLÉANS.

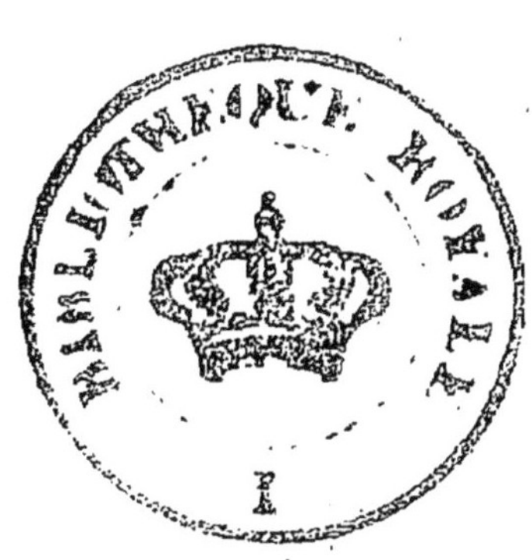

PARIS,

CHEZ J.-B. BAILLIÈRE, LIBRAIRE,

RUE DE L'ÉCOLE DE MÉDECINE, N° 13 *bis*.

LONDRES, MÊME MAISON, 219, REGENT STREET.

1833.

IMPRIMERIE DE LACHEVARDIERE,
RUE DU COLOMBIER, N° 30, A PARIS.

TABLE DES MATIÈRES.

FIN DE LA TABLE.

ACADEMIE ROYALE DE MÉDECINE.

EXTRAIT DES PROCÈS-VERBAUX DE L'ACADÉMIE,

Séance du 27 août 1833.

RAPPORT

SUR UN MÉMOIRE

DE M. LE DOCTEUR MICHEL HALPHEN,

SUR

LE CHOLÉRA-MORBUS

DE LA NOUVELLE-ORLÉANS.

Un travail de longue haleine, rédigé en toute conscience, par un médecin éclairé, et qui joint l'amour de la science à l'amour de l'humanité, recommande d'abord ce mémoire à l'attention de l'académie. Ajoutons que l'auteur a observé l'épidémie cholérique sur un sol particulier, dans un climat spécial, et en simultanéité avec une épidémie de fièvre jaune; de telle sorte qu'il a eu tout à la fois sous les yeux, réunies l'une à l'autre, compliquées l'une par l'autre, les deux épidémies les plus graves de l'époque actuelle. Disons aussi que dans les circonstances pathologiques toutes particulières au milieu desquelles il se trouvait, notre confrère a eu le rare bonheur de découvrir une méthode de traitement qui lui a presque toujours réussi.

Au déclin de l'été on signala tout-à-coup des cas nombreux de fièvres rémittentes pernicieuses bien caractérisées, des gastro-céphalites et des entérites; le 22 septembre des exemples de fièvre jaune se présentèrent çà et là ; ils se multiplièrent pendant les premiers jours d'octobre, et ce fut seulement le 15 que la fièvre fut déclarée épidémique. Jamais elle n'avait été plus intense ; jamais elle n'avait exigé des moyens plus actifs; aussi, dit M. Halphen, les antiphlogistiques m'ont-ils réussi, et la saignée générale au début m'a presque toujours été indiquée cette année. Il ajoute, et nous insistons à dessein sur ce passage, il ajoute : « On sait que cette maladie se présente souvent sous différens aspects, suivant les circonstances qui dominent, soit dans l'état atmosphérique, soit dans les localités, ou enfin dans l'état sanitaire qui a précédé : finalement la fièvre jaune comporte de telles variétés, que ce qui est convenable une année devient souvent nuisible l'année suivante. »

C'est ensuite le 15 octobre, au milieu de l'épidémie de fièvre jaune, que le choléra éclata à son tour dans la Nouvelle-Orléans, laquelle ville le reçut de Saint-Louis, au rapport de l'auteur, par l'arrivée du bateau à vapeur *la Constitution*. « La fièvre jaune et le choléra, dit ailleurs M. Halphen, procèdent tous deux par voie d'empoisonnement de l'air atmosphérique. »

Les ravages de cette épidémie ont été tels, que, sur une population d'environ cinquante mille âmes, on a compté jusqu'à cent morts par vingt-quatre heures.

Dans l'espace de quelques jours la ville de la Nouvelle-Orléans a vu succomber le septième au moins de sa population.

La maladie avait commencé le 15 octobre : le 12 novembre il s'éleva un vent du nord ; le froid se fit sentir subitement ; en moins de trois jours le fléau cessa presque entièrement : dès le 16 on en observait à peine quelques cas.

Cinquante-sept observations particulières fort détaillées forment la seule description que M. Halphen ait donnée de cette épidémie.

Huit ou dix de ces observations sont autant de cas de choléra développé chez des sujets atteints de fièvre jaune ; et l'on voit assez bien que le traitement antiphlogistique, en atténuant les effets de la fièvre jaune, favorise le développement du choléra. Ce n'est qu'en adoptant une méthode de traitement opposée que l'auteur a obtenu des succès dans ces circonstances.

Les observations 22, 28, 32, 35, 43, semblent indiquer que la présence du choléra rend tout-à-coup moins intense la fièvre jaune ; et qu'à mesure que la première fait des progrès, l'autre semble céder du terrain.

D'après ces mêmes faits, et au dire de l'auteur, le choléra, maladie tout asthénique, produit incessamment une diversion dans les effets de la fièvre jaune, maladie essentiellement sthénique. Dans la fièvre jaune, les accidens semblent céder toujours à l'influence du choléra et il n'a jamais vu le choléra céder à, l'action de la fièvre jaune, d'où il conclut que la puissance délétère du choléra est plus funeste encore que celle de la fièvre jaune.

Une autre remarque non moins positive, dit M. Halphen, c'est que des personnes non acclimatées à la fièvre jaune, arrivées au moment où le typhus sévissait, n'ont point été affectées comme elles l'eussent été en temps ordinaire, et si le choléra n'avait point existé. De plus, ceux d'entre eux qui ont eu le choléra n'ont pas été atteints aussi fortement que les individus acclimatés à la fièvre jaune ; enfin plusieurs malades, antérieurement atteints de gastro-entérite, se sont trouvés entièrement guéris à la suite du choléra.

Toutes les observations rapportées par l'auteur attestent l'efficacité du sulfate de kinine associé à la thridace. Ce mélange était administré en pilules, en potions, en lavemens ; les pilules contenaient chacune trois ou quatre grains de sulfate de kinine et demi-grain ou un grain de thridace : on donnait une pilule toutes les cinq, dix, quinze ou vingt minutes, jusqu'à la réaction.

La potion, sur six onces de liquide, contenait quarante grains de sulfate de kinine et six à dix grains de thridace ; on en rapprochait les cuillerées suivant le besoin.

Des tiers, des quarts de lavement renfermaient de six à dix grains de sulfate de kinine et de deux à quatre grains de thridace. On en administrait un tous les quarts d'heure jusqu'à cessation de la diarrhée.

Les sinapismes et un liniment excitant étaient, dans ce système thérapeutique, de fréquens auxiliaires.

A l'aide de ce traitement, on voit que presque toujours la réaction se rétablit ; de plus elle est modérée, régulière, suffisante, et la guérison s'opère.

Les convalescences sont remarquables par la rapidité de leur marche et par la certitude de leurs progrès.

Nous n'entrerons pas très avant dans l'examen détaillé de chacune des cinquante-sept observations énumérées par l'auteur ; il déclare d'ailleurs qu'il possède un bien plus grand nombre de faits de guérisons opérées à l'aide de son traitement.

Nous dirons seulement que les faits avec autopsie sont rares et peu détaillés dans ce travail. Nous faisons remarquer ensuite que dans l'observation n° 23, qui fournit un exemple de la prédominance bien marquée et long-temps soutenue de la fièvre jaune sur le choléra, et qui n'a guère offert les symptômes cholériques qu'à la fin, on aurait peut-être été plus heureux, surtout d'après les faits qui précèdent, si l'on avait eu recours à l'emploi de la kinine et de la thridace associées. Ce malade n'a point fait usage du remède, et il est mort.

Il faut en dire autant du malade 45 et du malade 7; ceux-là n'ont point eu le médicament curatif, et ils ont succombé. M. Halphen dit bien à la fin de cette septième observation qu'à cette époque il croyait que l'association de la kinine aux antispamodiques ordinaires était suffisante; mais l'association salutaire avait été antérieurement mise en usage plusieurs fois, et avec succès.

Dans les nos 8 et 20 entre autres, on voit que les malades vont de mal en pis tant qu'on n'a pas pu employer le remède préconisé, et qu'au contraire ils marchent rapidement vers la guérison aussitôt qu'ils en ont fait usage.

Finalement, le malade inscrit sous l'observation n° 51 est le seul qui ait succombé malgré l'emploi du sulfate de kinine uni à la thridace.

Le travail de M. le docteur Halphen nous a fait à la lecture une assez bonne sensation pour que nous ne nous livrions pas longuement à des réflexions critiques sur ce point. Nous croirions cependant avoir manqué à une partie de nos devoirs envers l'académie et envers nous-même si nous ne rappelions pas ici le passage suivant de Cicéron sur la Nature des dieux :

« Vous qui pensez que les dieux mettent à nonchaloir » les choses humaines, voyez sur tous ces tableaux les » images de tant d'hommes sauvés de la tempête par les » secours divins : c'est fort bien, répond l'interlocuteur; » mais on n'a réprésenté nulle part ceux qui ont fait nau- » frage, et qui se sont perdus dans la mer. »

Le Mémoire de M. le docteur Halphen nous paraît mériter l'approbation et les encouragemens de l'académie. Nous pensons qu'il doit être renvoyé au Comité des publications, qui pourra utiliser ce travail, au moins par extrait.

Lu et adopté en séance le 27 août 1833.

Le secrétaire perpétuel,

Signé E. PARISET.

Le secrétaire perpétuel certifie que ce qui précède est extrait du procès-verbal de la séance du 27 août 1833.

Paris, le 3 septembre 1833.

Signé E. PARISET.

AVANT-PROPOS.

Le choléra a fait des ravages affreux à la Nouvelle-Orléans ; aucun pays n'a été aussi maltraité que cette ville, qui, dans l'espace de quelques jours, a vu moissonner le septième au moins de sa population.

Il importe de faire connaître les causes qui nous paraissent avoir le plus contribué à rendre l'épidémie si désastreuse. Comme le choléra-morbus a fait irruption au moment même où la fièvre jaune sévissait avec intensité, il nous a paru que la relation de l'épidémie cholérique de la Nouvelle-Orléans, qui ne s'est montrée nulle part dans les mêmes circonstances, offrirait, sous le point de vue scientifique, quelque intérêt ; enfin, le mode de traitement que nous avons adopté ayant été couronné d'un succès inespéré, nous avons pensé qu'il pourrait être utile de donner une série d'observations qui, mieux que tout ce que nous pourrions dire, feront connaître le genre de l'épidémie et l'utilité de notre méthode thérapeutique.

Nous n'avons pas la prétention de faire un traité sur le choléra; on ne trouvera dans notre opuscule ni érudition, ni citations, ni théories; c'est un tableau de faits que nous allons présenter.

MÉMOIRE

SUR

LE CHOLERA-MORBUS

QUI A RÉGNÉ

A LA NOUVELLE-ORLÉANS

EN 1832.

EXPOSITION.

Une épidémie dont les ravages ont été aussi rapides que funestes, une épidémie qui a parcouru presque tout l'ancien continent, sans qu'il ait été possible d'en déterminer la nature, ni de donner une solution complète sur l'inconstance avec laquelle elle s'est portée vers des pays si différens entre eux par la température et l'état atmosphérique; une épidémie enfin, qui, traversant l'Océan, a porté la désolation du Canada à la Louisiane, mérite sans doute l'attention des hommes éclairés qui cherchent des indications capables de les guider dans les travaux qu'ils voudraient entreprendre sur le fléau connu sous le nom de choléra-morbus asiatique.

La variété des phénomènes qu'a présentés cette maladie dans les lieux divers qu'elle a visités, toute désespérante qu'elle paraisse au médecin, dont elle met presque toujours la thérapeutique en défaut, tant par la brusquerie de l'invasion que par la succession effrayante des accidens ; cette variété, dis-je, loin de décourager l'observateur, doit l'engager à enregistrer au plus tôt ses remarques, doit le porter à contribuer ainsi à l'éclaircissement des points qui rendaient jusqu'à présent impossible d'établir une doctrine sur une maladie dont les causes échappent en grande partie à la science ; quelques unes d'entre elles, inhérentes aux localités où se développe l'épidémie, réclament toute l'attention du médecin.

S'il est vrai que la pratique de l'art médical impose des devoirs sévères à celui qui s'y livre consciencieusement, l'un des plus positifs, sans doute, est celui de consigner les résultats de ses observations dans des circonstances telles que celles par où nous venons de passer. Bien qu'il puisse répugner à l'amour-propre du praticien peu connu de traiter un sujet sur lequel s'exercent les physiologistes les plus habiles, il est à croire que ces maîtres de l'art, appréciant des motifs d'humanité, accueilleraient avec indulgence le modeste tribut qu'il tenterait d'offrir à leurs savantes méditations, et que ces doctes collègues lui sauraient gré du zèle qui l'aurait porté à recueillir, au milieu d'une épidémie dévorante, une série de faits capables de jeter un certain jour sur la marche et sur les effets d'un fléau qui échappe encore en grande partie à l'investigation.

Cet espoir seul peut m'enhardir à présenter un travail que la rapidité de son exécution ne permet guère de perfectionner, mais dont le but serait manqué, si je n'apportais tout l'empressement possible à le publier au moment même où la maladie cesse de sévir.

Une longue pratique, tant dans les États-Unis du Nord que dans la Louisiane, et particulièrement dans ce dernier pays où j'ai résidé pendant vingt-sept années, m'a mis à même d'y observer plusieurs épidemies; et l'étude des caractères plus ou moins tranchés que chacune d'elles a empruntés, soit au climat, soit à la nature du sol, me laisse croire que ce ne sera pas sans quelque fruit que j'aurai réuni des notes qui pourront servir à faire apprécier le choléra de la Nouvelle-Orléans.

L'affreux tableau que chaque heure du jour et de la nuit m'offrait plus déplorable, a pu m'empêcher de saisir certains détails; mais les traits qui m'ont semblé caractéristiques ont captivé mon attention, et s'il se trouve dans cet écrit quelque mérite résultant de l'observation des faits, on y peut ajouter celui de la sincérité.

J'aurais voulu donner un certain développement à mes remarques, et surtout les disposer assez méthodiquement pour qu'elles remplissent avec quelque succès le but que je me propose; mais je suis loin de prétendre faire un ouvrage, je veux seulement accomplir un devoir en exposant ce que j'ai vu.

L'intérêt de la société me paraît d'ailleurs exiger que les documens recueillis soient promptement publiés, afin que les variétés et les anomalies observées dans chaque pays puissent mettre à même de comparer les effets divers produits par le choléra, et fournir ainsi à la science des matériaux utiles.

Déjà plusieurs écrits renferment des différences notoires, suivant les climats où le choléra s'est montré.

Les atteintes ont été plus ou moins nombreuses, plus ou moins graves, selon les localités, et déjà des conséquences ont pu être tirées de ces rapprochemens; déjà l'hygiène a pu préparer des moyens d'obvier aux causes les plus apparentes de l'invasion du mal et tendre vers des mesures d'assainissement capables d'en atténuer l'intensité ou d'en prévenir le retour.

Cependant, si chaque pays où s'est montré le choléra-morbus épidémique l'a vu se présenter sous différens aspects, on peut reconnaître, en lisant attentivement les écrits publiés à ce sujet, que dans son cours il existe des phases tranchées ; c'est donc en distinguant les anomalies résultant de cette sorte de mobilité pathologique d'avec les caractères constans, c'est donc en groupant les renseignemens qui présentent de l'uniformité, que l'on pourra s'appuyer sur des caractères généraux pour établir des théories rationnelles.

Les recherches seront d'autant plus utiles, qu'elles auront été faites dans des pays différant le plus par la température du climat, par la sécheresse ou l'humidité, par l'élévation ou l'abaissement du sol, enfin par les mœurs et la manière de vivre des habitans. Ce n'est qu'en multipliant ces sortes d'investigations, que l'on en pourra venir à établir un système complet de physiologie et de thérapeutique relatif au choléra.

La marche seule de cette maladie a déjà suscité de nombreuses dissertations ; quelques savans en ayant tracé l'itinéraire depuis les bouches du Gange jusqu'à la mer Baltique, en déduisaient la route qu'il suivrait ensuite ; mais les déviations nombreuses et les enjambemens de ce terrible voyageur, qui, après avoir franchi la Manche, s'est élancé sur le Nouveau-Monde à travers l'Océan, ont dérouté les systèmes, et il est permis encore de douter si c'est au courant des eaux ou aux communications offertes par la navigation, tout aussi bien qu'aux courans atmosphériques, que l'on doit attribuer la propagation du choléra d'un hémisphère dans l'autre.

En retraçant la marche du choléra depuis son entrée dans le Nouveau-Monde, je ne prétends rien préjuger sur les modifications que pourront éprouver les opinions des savans, par suite de son invasion en Amérique, à travers l'Atlantique. Cependant l'apparition subite qu'il a faite ensuite à la Nouvelle-Orléans, sans avoir attaqué aucun des vastes pays qu'il a dû parcourir depuis Baltimore, doit donner matière à réfléchir sur la manière dont on admettra que cette maladie se propage. Je me garderai de prononcer sur une question de cette importance; mais si le choléra n'est pas contagieux dans l'acception du terme, les miasmes qui le produisent ou qui en résultent sont tellement délétères, qu'ils sont susceptibles, en se combinant avec les miasmes pour lesquels ils ont une affinité particulière, de produire un foyer d'infection suffisant pour faire éclater l'épidémie partout où se rencontrent des circonstances favorables. Du reste, c'est aux faits à parler, et c'est aux savans à en tirer des inductions sur le mode d'invasion de cette maladie extraordinaire.

Je me bornerai, quant à moi, à dire ce que j'ai

observé, et à réunir tous les faits qui m'auront paru de quelque utilité pour la science; mon plan sera aussi simple que les élémens qu'il renfermera.

La topographie du pays m'occupera d'abord, et l'on me saura gré peut-être de l'aborder, à cause du degré d'influence que les localités ont dû avoir sur la rapidité des progrès de l'irruption. Ce tableau, qui ne sera pas sans intérêt pour les étrangers, aura son utilité pour les habitans. Ils pourront y trouver un motif puissant d'adopter un système d'assainissement si désirable dans une ville appelée à rivaliser un jour d'importance avec New-York même, si l'insalubrité n'en éloignait en partie les capitalistes que devraient y attirer les immenses avantages dont l'a douée la nature.

Si j'expose avec sincérité les vices du mode d'administration de la police sanitaire, les autorités locales ne devront voir en cela que mon zèle pour l'humanité; le défaut d'unité dans les pouvoirs, ou d'ensemble dans les opinions, met d'ailleurs à l'abri du reproche les citoyens chargés des fonctions les plus difficiles des hauts emplois municipaux.

L'historique de l'invasion du choléra-morbus en Amérique, sa marche depuis le Canada jusqu'à la Louisiane, doivent m'occuper ensuite; et ce récit pourra fournir quelques indications sur le mode d'après lequel s'étend ce fléau redoutable.

Viendront ensuite mes observations sur les symptômes les plus remarquables, que je rapprocherai de ceux observés ailleurs, tout en les présentant tels qu'ils m'auront apparu. La difficulté de suivre une clinique régulière, quand l'affluence des malades était telle qu'aucun des médecins ne pouvait se permettre un instant de repos; cette difficulté, dis-je, de s'occuper des besoins de la science, quand ceux de l'humanité parlaient si haut, ne m'a pas empêché de noter tout ce qui me semblait sortir des cas ordinaires, ou propre à contribuer à une connaissance plus complète de l'épidémie.

Je dois parler enfin de la thérapeutique à laquelle j'ai dû des succès inespérés. J'exposerai la méthode que j'ai suivie dans le traitement de la maladie connue sous le nom de choléra, telle que je l'ai observée en cette ville, et j'indiquerai comment j'ai été porté à généraliser, autant que je l'ai fait, l'application du traitement. Après avoir exposé l'intention et la marche de ce mémoire, je vais m'occuper des différens objets que j'ai indiqués.

TOPOGRAPHIE.

Avant de traiter de l'irruption du choléra, il est indispensable de donner une idée de l'état sanitaire des lieux où il a exercé ses ravages, c'est l'unique moyen d'en assigner les causes locales, et de déterminer le mode d'après lequel il s'est montré épidémique là où il n'était connu que comme sporadique.

Cette maladie était inconnue dans l'Amérique du Nord, bien qu'elle fût endémique à Acapulco, à Guayaquil, et dans toute cette contrée de la côte de la mer du Sud. Cependant elle n'avait jamais franchi le plateau du Mexique, ni abordé Mexico, dont le sol humide, l'immense population agglomérée dans des logis peu aérés et fétides, offraient toutes les conditions qu'on a jusqu'ici supposées favorables au développement de l'épidémie cholérique. Quoi qu'il en soit, il importe de rechercher les causes des ravages qu'elle a faits chez nous en particulier, et de reconnaître jusqu'à quel point ils tiennent aux localités.

La connaissance des lieux que l'on habite échappe à la plupart des individus peu disposés à l'observation, absorbés qu'ils sont par les opérations commerciales. C'est donc un service à rendre au pays que de chercher à faire apprécier les circonstances de l'invasion du choléra, telles que la rapidité avec laquelle il s'est développé, la violence avec laquelle il a sévi; car ces indications pourront servir, sinon à signaler, du moins à rappeler à la mémoire les principales causes d'insalubrité d'une ville si importante dans le monde commercial.

Je crois de mon devoir d'exposer avec franchise les vices des localités, et d'indiquer quelques uns des moyens probables d'y obvier; c'est seulement dans les vues de l'intérêt public que je chercherai à fixer les regards sur l'état de notre ville et sur l'hygiène propre à atténuer les causes apparentes des épidémies qui souvent la désolent.

Si parmi les causes latentes il en est qui tiennent à des vices d'administration, c'est au moment où règne encore le juste effroi qu'a fait naître une mortalité jusqu'alors sans exemple dans les temps modernes, qu'il est permis de les dévoiler sans crainte de heurter ni les intérêts ni l'amour-propre; c'est dans un tel moment que tout soupçon de critique injuste et d'animosité doit s'effacer devant le grand motif du salut des citoyens. Je vais donc essayer de décrire le pays; de donner une idée succincte de sa formation, et de faire connaître avec quelques détails l'état de la ville et de ses environs.

L'état géologique de la Louisiane est peu connu; l'on possède peu de relations satisfaisantes sur cet objet, et les écrivains qui en ont traité considérant ce pays comme toute autre terre d'alluvion, se sont occupés fort peu de sa nature et de sa formation. L'humidité, le peu d'élévation du sol, sont les seuls points sur lesquels ils aient appuyé : des détails sur le climat, sur la fertilité du terroir, sur les avantages de la navigation du grand fleuve, ont rempli leurs pages; et leur dessein a été plutôt d'appeler l'attention sur ce Mississipi dont le cours embrasse tant de contrées diverses, sur ce fleuve dont les innombrables affluens, presque tous navigables, apportent à la Nouvelle-Orléans les produits de tant de pays lointains; le but enfin de tous ceux qui se sont occupés de la Louisiane, a été de se rendre utiles au commerce.

Le médecin envisage les choses sous un tout autre point de vue; aussi tout ce qui tient à l'hygiène est du ressort d'un ouvrage qui doit contribuer à prévenir, s'il se peut, la fréquence des épidémies et particulièrement le retour de celle qui vient de nous frapper. Je ne prétends nullement semer l'alarme; mais, Londres, Paris, Hambourg, en ont éprouvé deux fois les atteintes, et il ne serait pas impossible que l'humidité d'un sol si puissamment échauffé par le soleil contribuât à ramener ici le choléra, si d'utiles précautions ne tendaient journellement à l'éloigner pour toujours.

La Louisiane est regardée comme un terrain d'alluvion, mais son mode de formation est loin de ressembler à celui des autres terrains de ce genre; une suite de siècles plus ou moins longue a formé les delta du Nil, du Gange, du Rhin en y déposant le tribut des contrées adjacentes; les terres en sont complexes dans leurs élémens; on y rencontre pêle-mèle des terres végétales, des cailloux roulés, des sables et des débris évidens des montagnes d'où ces fleuves tirent leur source et d'où ils les ont entraînés; mais la Louisiane, tout au contraire, semble sortie du sein des ondes; l'on dirait qu'elle résulte de la retraite de grandes masses d'eau qui l'auraient jadis couvertes. Cette opinion peut, au premier abord, sembler hasardée; cependant elle repose sur des traditions indiennes répandues chez plusieurs grandes nations, et cette croyance, qui est celle des anciens du pays, veut que le Mississipi ait été à une époque fort reculée, l'unique décharge des lacs immenses du nord-ouest de l'Amérique, jusqu'à ce qu'une secousse violente, dont nous avons eu des exemples récens, leur eût donné une seconde issue par la chute du Niagara et le fleuve Saint-Laurent.

Parmi les catastrophes qui parfois ont bouleversé le globe, on ne citera pas pour son importance le tremblement de terre qui renversa la Nouvelle-Madrid ; cependant les circonstances qui l'ont accompagné peuvent donner matière à quelques observations géologiques ; de plus, elles attestent suffisamment que les contrées nord-ouest de l'Amérique ont subi des secousses assez violentes pour que ces bouleversemens locaux aient pu ouvrir de nouvelles voies vers l'Océan à ces mers d'eau douce dont on n'apprécie l'étendue qu'en les parcourant, et qui forment une ceinture si majestueuse depuis le lac Erié jusqu'au Lac Supérieur.

L'évènement de la Nouvelle-Madrid s'est passé de nos jours, et il en reste de nombreux témoins. Je vais essayer d'en retracer ici quelques circonstances peu connues, sans doute, et qui pourtant méritent de l'être.

Vers le 11 novembre 1811, on commença à s'apercevoir de quelques phénomènes extraordinaires, tels qu'ouragans sans nuages, et bruits sourds qui semblaient les précurseurs d'une catastrophe. Dans la nuit, on éprouva de fortes secousses ; elles s'accrurent avec le bruit qui ressemblait à des tonnerres souterrains, et se succédèrent avec une telle rapidité, que la population épouvantée s'enfuit vers une prairie qui avoisinait la ville ; cependant le terrain ondulait comme une mer agitée, des crevasses s'ouvraient sous les pas et présentaient de nouveaux périls aux infortunés

habitans à mesure que le tremblement de terre allait croissant ; enfin le jour parut pour laisser apercevoir les maisons et les arbres s'entreheurtant.

Bientôt la ville entière disparut, et long-temps la place où fut la Nouvelle-Madrid resta marquée par une seule maison ; peu d'habitans périrent à cause de la précaution qu'ils avaient prise de se réfugier en plein champ, mais leur ruine fut totale, et ils eurent à endurer des maux de toute espèce. Le camp qu'ils avaient formé offrit des particularités remarquables, et qui, bien attestées, méritent l'attention des naturalistes. On y vit s'attrouper pêle-mêle les races les plus ennemies ; on y vit loups et chevreuils aussi tremblans que chiens, chevaux et bœufs, ne se montrer aucune antipathie ; et les hurlemens, glapissemens et beuglemens ainsi confondus portaient l'effroi dans les cœurs les plus fermes.

L'aspect du pays changeait à vue d'œil, et la raison se refusait au témoignage des sens. Un lac où, la veille, on avait pris le plaisir de la pêche, se trouva tout-à-coup remplacé par des collines, sur lesquelles des milliers de poissons déposaient encore de la réalité de la métamorphose, tandis qu'une vaste prairie s'enfonça et devint un lac assez profond. La berge du fleuve, si élevée naguère, fut abaissée subitement de plus de quarante pieds, et toute la contrée riante et fraîche se trouva coupée de ravins qui attestent encore de la formation de ces crevasses si profondes que l'œil n'osait les mesurer, et dont quelques unes restèrent béantes plusieurs jours. L'une d'elles se forma dans le lit même d'une petite rivière dont les eaux se précipitant dans l'abîme, y entraînèrent une barque chargée de chasseurs.

La face du pays changea dès lors ; et sillonnée de toutes parts par des ravins, cette contrée, qui ne présentait aucune indication des convulsions de la nature, n'en offrit plus que les désastres, lorsque jadis elle en étalait tous les charmes.

Le fleuve donna aussi le plus étonnant spectacle. Ses eaux, où surnageaient des myriades de poissons, paraissaient noires et profondément remuées. Des bancs se formèrent où il n'en existait pas, et des bateaux se trouvèrent échoués ou mis à sec là où plusieurs brasses d'eau les faisaient flotter quelques instans avant ; ces mêmes bancs ondulaient, s'élevant et s'abaissant tour à tour. Des crevasses se formaient avec un bruit effrayant dans le lit du fleuve, et se refermaient avec violence; il en jaillissait à une hauteur prodigieuse des colonnes d'une eau noire qui retombaient avec un horrible fracas; le lit entier du Mississippi fut même à sec pendant plusieurs minutes; ses eaux semblaient refluer vers leur source, et il devint impossible d'envisager sans terreur un renversement si complet de l'ordre naturel.

Contre l'ordinaire de ces sortes de catastrophes, les secousses durèrent quinze jours avec la même violence, et deux ans après on en ressentait encore journellement, sans que jamais on ait aperçu ni fumée ni flamme. Le tremblement de terre se fit sentir au loin, et Saint-Louis du Missouri, qui se trouve à quatre-vingts lieues de la Nouvelle-Madrid, eut nombre de maisons fortement endommagées. New-York, Baltimore et la Nouvelle-Orléans en éprouvèrent plus ou moins les secousses; et si la cause de ce phénomène peut encore être douteuse, ses effets ont tout le caractère de ceux que produisent les volcans.

L'apparition des eaux, là où il n'en existait pas, confirma les habitans du pays dans la croyance où ils étaient qu'il existait plusieurs lacs souterrains dans cette partie de la haute Louisiane ; ce qui peut donner un nouveau crédit à cette assertion, ce fut l'apparition de quelques poissons extraordinaires par leur grandeur et par leur forme dont les analogues n'avaient jamais été observés dans le Mississipi, et n'y ont plus été retrouvés depuis. Un de ces animaux, acheté par M. Soulard, ancien capitaine de frégate, fut conservé plusieurs jours vivant, et visité par nombre de curieux dont plusieurs sont encore existans à Saint-Louis.

Je craindrais d'avoir trop insisté sur ces détails, s'il n'entrait dans mon plan de faire connaître, de mon mieux, ce qui tient à la géologie du pays, ou ce qui peut tendre à constater qu'une grande commotion a réduit spontanément la masse des eaux qui descendaient jadis des lacs par le Mississipi.

Si telle fut en effet l'énorme affluence des eaux, on concevra l'élévation qui en dut résulter et que semblent accuser encore à plus de trente pieds les traces sillonnées sur les rochers qui bordent le fleuve vers Sainte-Geneviève, ou qui forment l'encaissement de son ancien lit à la prairie du rocher vers Caskakias. L'on concevra de même que la basse Louisiane ne fut alors qu'une vaste étendue d'eau, et que son sol résultant d'une formation spontanée plutôt que des dépôts successifs du fleuve, et mis à découvert par suite d'une grande catastrophe, ne contienne point les élémens qui résultent des alluvions ordinaires. L'homogénéité de son terroir noir et vaseux donne en effet bien plutôt l'idée du fond d'un étang ou d'un lac, que celle d'une superposition progressive. Ce n'est pas qu'il n'existe sur les bords du fleuve des marques de sédimens ; mais ce tribut se distingue du reste du terrain, et l'on pourrait énumérer les époques par les couches superposées, si les apports d'une année n'étaient souvent entraînés l'année suivante. Ces lits d'un sable fin et égal composent les *battures* qui obstruent les bords du fleuve, et qui en rendent les rives inconstantes; vrai terrain d'alluvions, il diffère par sa nature du terrain constitutif du pays. Celui-ci ne présente qu'une vase noire et homogène, dans laquelle se rencontrent, à peu de profondeur, des bancs entiers d'arbres amoncelés, tels qu'on en trouve dans les nombreux canaux qui, sous le nom de *bayoux*, coupent le pays dans tous les sens et portent aux lacs et à la mer les eaux qu'ils détournent du lit actuel du fleuve. Ces nombreux *bayoux* représentent parfaitement les rigoles qui restent au fond d'un étang vidé et semblent démontrer que le Mississippi s'est brusquement resserré, en conservant encore d'innombrables débouchés d'écoulement qui, chaque année, paraissent diminuer de capacité, d'où l'on pourra conclure qu'une grande révolution de la nature a pu seule opérer des changemens aussi considérables.

Quoi qu'il en soit, ce labyrinthe de canaux, qui se croisent et s'embranchent, font de la basse Louisiane l'un des pays les plus aquatiques du monde, ce qui agit singulièrement sur l'atmosphère, dont la température, par cette raison, n'est point constamment élevée au degré de chaleur que comporte la latitude du pays, et ce qui rend aussi suffisamment raison de la variation subite de cette température et de l'abondance des pluies. Tant de phénomènes doivent naturellement influer sur l'état sanitaire, et sur le développement des maladies épidémiques qui se manifestent à des époques plus ou moins rapprochées; et si l'on considère à quel point le soleil brûlant du Tropique peut faire développer des gaz délètères sur d'immenses surfaces de vases constamment surchargées de débris de végétation, on aura lieu de s'étonner des progrès de la population dans les parties habitables de ce vaste territoire.

Les bords seuls du fleuve et ceux de quelques bayoux présentent un peu d'élévation; mais, à partir d'environ trente lieues, les terres adjacentes au fleuve sont évidemment plus basses que le niveau des moyennes eaux, et, dans les crues un peu fortes, l'inondation deviendrait générale sans la précaution que prennent les habitans d'exhausser les bords du fleuve au moyen de levées de terre. Souvent ces faibles digues, rompues par quelque accident, causent des dommages difficiles à réparer: l'imbibition qui en résulte se résout, par l'ardeur du soleil, en miasmes délétères, et c'est à cette cause que sont dues souvent les épidémies, surtout quand la culture des terres exige qu'elles soient remuées dès la seule dessiccation superficielle.

J'ai dit que le terrain était une vase noire et homogène résultant de la décomposition des végétaux, et je n'ai pas besoin d'ajouter à quel point sont insalubres les mouvemens opérés sur ces sortes de terres. J'aurai lieu d'en fournir des exemples en parlant des fouilles qu'ont nécessitées divers travaux importans ; mais avant que de passer à ces détails je veux donner une idée plus exacte de la basse Louisiane.

J'ai parlé des nombreux bayoux qui la sillonnent en tout sens; mais je dois ajouter que de grands lacs, ou plutôt de grandes baies auxquels aboutissent la plupart de ces branches du fleuve, couvrent une immense étendue : le lac Pontchartrain et le lac Borgne, sur la rive gauche du fleuve ; le lac Barataria, et plusieurs autres moins importans sur la rive droite, ne laissent qu'une lisière de terrain d'une lieue ou deux au plus. C'est entre les deux plus grands lacs et le fleuve qu'est situé le territoire d'Orléans, et l'inspection de la carte suffit pour démontrer que, s'il est le point le plus commercial, c'est aussi le point le plus insalubre du Nouveau-Monde.

La Nouvelle-Orléans, cernée par les replis du grand fleuve, et par les lacs qui l'avoisinent, toujours exposée aux influences atmosphériques résultant du voisinage de l'une des plus grandes masses d'eaux ambiantes du globe, n'en participe pas moins aux influences pestilentielles des bayoux qui couvrent l'espace qui la sépare des lacs. Si la vacillation occasionée par le grand courant qui règne dans le bassin du fleuve suffit pour atténuer, en certaine saison, l'influence maligne des eaux stagnantes, elles n'en sauraient prévenir les effets dans le temps des eaux basses ; et c'est précisément celui où se développent les fièvres pernicieuses de toute nature, et la fièvre jaune elle-même. Des brouillards fréquens, produits de la mise à découvert des *battures*, sorte de bancs qui s'élèvent près des rives du fleuve, contribuent aussi à multiplier les élémens d'insalubrité.

Cependant des sécheresses constantes pourraient apporter quelque amélioration à ces dispositions ; mais souvent la chaleur de l'été, quelque intense qu'elle soit, est insuffisante pour évaporer les eaux que plusieurs causes ont répandues sur le territoire, et qui souvent envahissent une partie de la ville.

Différentes circonstances habituelles ou occasionelles produisent ces résultats, et de ce nombre sont les pluies fréquentes du commencement de l'été, qui tombent par avalasses, et qui ne trouvent pas, dans les canaux d'écoulement, des moyens convenables de décharge vers les lacs où les conduit une pente à peine indiquée. Viennent ensuite les ouragans d'août et de septembre, auxquels se joignent de forts orages, et qui, lorsque les vents du sud diminuent, font refluer les eaux du fleuve et déborder celle des lacs, dont l'élévation oppose alors un obstacle complet à l'écoulement des eaux qui viennent de la ville.

La rupture des digues, sous le nom de crevasses, accroît encore ces moyens d'inondation; et tant de causes réunies donnent à la ville cette atmosphère humide, qui en rend les maisons, d'ailleurs basses et inaérées, si malsaines. Les travaux relatifs à l'assèchement le plus pressant étant d'ailleurs ou négligés ou restreints, il en résulte que des eaux croupissantes s'accumulent dans les fossés et les tranchées, qui en sont le réceptacle.

La construction des maisons, et la disposition des cours intérieures, ne contribue pas à modifier cet inconvénient, et l'on ne conçoit pas comment une ville si nouvellement érigée sur un sol inoccupé, s'est trouvée si rétrécie dans son plan, ni comment les terrains en ont été divisés en si petites parties: l'on ne peut s'en rendre raison qu'en se reportant à quelques années en arrière, et en se rappelant qu'alors le sol tant soit peu élevé étant fort exigu, les autorités locales ont dû le distribuer avec économie. Quoi qu'il en soit, les rues sont alignées et coupées à angles droits dans la direction du nord-ouest au sud-ouest, et cette exposition présente, par la nécessité de faire face au fleuve, quelques inconvéniens dont je parlerai plus tard.

Les maisons, toutes en bois dans l'origine, étaient peu élevées au-dessus de terre; les nouvelles bâtisses jouissent seules de l'avantage d'étages supérieurs.

La plupart des rues du carré de la ville sont encore bordées d'anciennes maisons, et depuis qu'on y a pratiqué des trottoirs en élevant le sol de ces rues, celui des cours se trouvant plus bas est, pour la plupart du temps, inondé d'eaux viciées. Il existe bien des ordonnances de police qui en prescrivent le remblaiement; mais dans un pays où la terre ne peut s'enlever que sur les bancs ou battures du fleuve, et durant les basses eaux; dans une ville où le prix des transports est exorbitant, il est difficile de faire entendre aux habitans peu aisés de sacrifier à la salubrité publique une partie de leur modique avoir. Ce n'est donc que dans les quartiers les plus rapprochés du fleuve qu'on a pu assujétir les propriétaires à exhausser le sol des cours.

Comme dans les rues marchandes les terrains sont d'un prix exorbitant, les maisons de brique qui y sont élevées ont pris les plus grandes proportions possibles, et les cours en sont devenues si étroites, qu'en raison de l'usage du pays qui réserve aux domestiques un corps-de-logis à part, l'humidité froide des appartemens inférieurs, et le défaut d'air de ceux qui donnent sur les cours, ne sont pas moins insalubres que les cloaques qu'elles ont remplacés. Ces cours servent pour la plupart au blanchissage, et sont encombrées d'ustensiles de ménage; les éviers sont obstrués de débris de cuisine, et ne sont dégorgés que par un balayage de peu d'effet, attendu que la pente est presque nulle. Les rues sont peu larges, comme c'est d'usage dans un pays très chaud, et les trottoirs seuls en sont pavés en briques; mais l'espace réservé à la circulation des voitures forme de véritables fossés remplis d'une boue noire et corompue; l'été même ne procure jamais le dessèchement des fondrières qu'on y rencontre à chaque pas, et le passage continuel des charrettes en fait émaner, sans cesse, les miasmes les plus délétères. Les ruisseaux qui bordent les rues n'ont de pente que dans la direction perpendiculaire au fleuve; les seules rues tracées dans cette direction jouissent de l'avantage de l'arrosement naturel qu'on obtient, dans les hautes eaux, par de petites saignées pratiquées aux levées avec intelligence, ou par arrosement d'une mauvaise pompe à feu.

Dans les rues parallèles au Mississipi l'arrosement est nul par défaut de déclivité, de sorte que les eaux provenant des éviers des cours y séjournent et s'y évaporent au soleil, ou bien y croupissent, en attendant des pluies d'avalasses qui les entraînent.

On emploie pour nettoyer les ruisseaux quelques négresses geôles qui, avec des pelles de bois, rejettent sur la voie publique une boue infecte qui s'y dessèche l'été, et qui l'hiver s'y amalgame avec la boue. Cette imprudente méthode de repandre ainsi les eaux vaseuses, qui ne sont autres que les décharges des éviers des cours, et qui sont saturées de matières infectes, soit animales, soit végétales, contribue à faire exhaler avec plus de rapidité des miasmes que dilate la chaleur d'un soleil brûlant, et que condense ensuite la fraîcheur des nuits en les faisant retomber en brouillard ou en rosée.

Énumérant ici les causes d'insalubrité, ne me serait-il pas permis d'indiquer aussi le moyen le plus commode et le plus efficace pour neutraliser, dans de certaines circonstances, la fâcheuse influence des eaux stagnantes et putréfiées? On sait que le charbon est l'agent désinfectant le plus puissant que l'on puisse employer, et si l'on considère qu'il absorbe un grand nombre de fois sa masse d'hydrogène sulfuré ainsi que d'azote, il sera facile d'en conclure que des quantités minimes suffiraient pour empêcher les effets pernicieux des effluves pestilentielles des eaux stagnantes de nos ruisseaux. On pourrait obtenir à bas prix, et par abonnement, toutes les braises des boulangers, qui sont de si peu de valeur, et qui sont si favorables à la désinfection; et en répandant avec discernement ces matières, on obtiendrait à peu de frais, d'immenses résultats. Cette observation demanderait d'autant mieux à être prise en considération que le moyen que j'indique a été employé avec grand succès, dans les environs de Paris, sur des masses d'eaux assez considérables pour faire croire à l'insuffisance des moyens chimiques pour les désinfecter. Ici, les flaques sont de peu d'étendue, et consistent particulièrement dans l'affaissement de quelques terrains et dans nos ruisseaux: il ne s'agirait donc que d'adopter une méthode rationnelle pour l'enlèvement des boues dans des tombereaux bien clos que suivraient des nettoyeurs, qui, au moyen de pelles faites dans cet objet, jetteraient les boues dans les tombereaux au fur et à mesure du déblayage; d'autres travailleurs suivraient les charrettes de charbon de boulangers, et en répandraient des pellées partout où l'écoulement des eaux serait obstrué.

Une des causes les plus influentes de l'insalubrité, c'est le voisinage des cimetières, qui, placés dans la direction des rues perpendiculaires au fleuve, font circuler jusqu'au centre de la ville les émanations morbiques des cadavres en décomposition. Il est donc nécessaire que j'entre dans des détails sur l'organisation défectueuse de ces lieux, qui devraient appeler toute l'attention de l'administration.

Les cimetières étant situés dans la partie la plus basse du terrain de la ville, sont exposés à une humidité continuelle, et telle que l'on n'y peut creuser à plus de trois pieds sans y trouver l'eau, de sorte que les corps y sont immergés plutôt qu'enterrés. J'ai vu mainte fois les fossoyeurs briser les cercueils à coups de bèche pour les faire s'enfoncer suffisamment.

La ville ayant considérablement augmenté en population, on a obtenu, depuis huit ans environ, un nouveau cimetière, plus vaste que l'ancien, mais encore trop exigu pour permetttre de n'y rouvrir les fosses qu'après le temps nécessaire à la décomposition des corps; aussi, quelle que soit la facilité avec laquelle s'en opère la dissolution, la mort va si vite dans ce pays, et l'ordre est si mal établi dans ces funestes lieux, qu'à chaque ouverture pratiquée, on en voit sortir des débris qui accusent évidemment une précipitation plus que inconvenante. D'autres vices contribuent encore à l'insalubrité des cimetières; mais ils résultent à la fois de la disposition des lieux et du défaut de méthode. La répugnance naturelle que l'on éprouve à voir immerger les morts a fait adopter l'usage introduit par les Espagnols de les déposer dans certains fours superposés le long des murs d'enceinte, ou bien dans des tombes particulières rangées par avenues; mais ces bâtisses faites en briques et souvent à la hâte, n'ont ni l'épaisseur, ni la solidité convenables à leur destination; les corps y fermentent par l'action du soleil, les cimens de mauvaise qualité n'en permettent pas la clôture assez exacte; les gaz qui s'échappent à travers les interstices, plus ou moins apparens, occasionent parfois des odeurs insupportables, qui annoncent assez à quel point ce mode d'inhumation demande à être perfectionné pour ne pas être fatal aux habitans qui avoisinent ce foyer d'infection.

Au lieu de chercher à élever le terrain au fur et à mesure des enterremens par un transport de terre progressif et proportionné à la masse des corps à inhumer ; au lieu de former ainsi à la longue une couche de terre pour qu'en y creusant une fosse on n'y atteignît plus le niveau des eaux, on a trouvé plus opportun d'ouvrir de larges fossés d'écoulement qui recueillent, dans toute la longueur du cimetière, des eaux chargées de molécules animales putréfiées, et ces mêmes fossés aboutissent à un canal qui se prolonge jusqu'à la Cyprière ; mais, lors des pluies abondantes, la pente du terrain n'étant pas suffisante, les eaux débordent, s'épanchent dans la plaine et dans les taillis qui l'avoisinent, et par l'évaporation qui en résulte, l'influence des miasmes putrides qui se dégagent devient d'autant plus redoutable, que les vents d'ouest les apportent plus directement vers le centre de la ville, au moyen des rues perpendiculaires au fleuve.

Le régime des prisons n'est pas plus rassurant que celui des cimetières ; elles sont situées au centre de la ville et calculées à peine sur les besoins de la paroisse. En matière de police correctionnelle, elles n'en reçoivent pas moins tous les condamnés de l'État. L'accumulation est telle, que l'abord en est presque impossssible à ceux qui n'ont pas l'habitude de fréquenter ce lieu de désolation, et qu'il n'est pas rare de voir des malheureux mourir d'asphyxie.

Souvent la voix publique s'est fait entendre, et des écrits vigoureux ont reproché aux autorités l'oubli des devoirs les plus saints; mais les prisons de la ville de la Nouvelle-Orléans n'en sont pas moins restées un monument d'imprévoyance et d'inhumanité, non seulement à l'égard des malheureux qu'on y entasse, mais par rapport à la population tout entière, dont cet infect repaire menace journellement l'existence.

Les plus simples données d'hygiène suffiraient pour faire adopter sans délai des mesures que l'humanité réclame impérieusement; et l'on a peine à concevoir que l'esprit de routine tende sans cesse à s'opposer à des améliorations dans un régime qui fait honte à l'humanité, et qui maintient dans la ville un foyer de maladies typhoïdes des plus alarmans.

Partout, en Europe, ont été établis des comités des prisons, composés des personnes les plus considérées; ces comités sont chargés d'inspecter les prisons, d'en examiner tous les inconvéniens et d'en exposer en détail et la situation et les vices; ils sont chargés de proposer les moyens d'assainissement, d'améliorations, et les dispositions relatives au régime des prisonniers et à l'utilisation de leurs moyens physiques. Enfin, ces comités sont revêtus de la considération la plus étendue, et pour dire, en un mot, à quel point est porté en France le respect dû au malheur, même mérité, le président du comité général des prisons était l'héritier même de la couronne, et l'on y a vu briller les Larochefoucault-Liancourt, les Decazes, les Laborde, les Barbé-Marbois, et d'autres encore dont les noms illustres dans la magistrature, les armes ou les sciences, acquéraient ainsi de nouveaux titres au respect des hommes! Pourquoi ne suivrions-nous pas un si noble exemple, et pourquoi les citoyens les plus recommandables n'ambitionneraient-ils pas l'honneur de soulager leurs semblables? C'est qu'une idée fausse règne ici. L'homme condamné cesse d'être homme, et la moindre pitié n'est plus accordée aux larmes et aux souffrances du malheureux expiant son crime ou son délit. Faut-il donc être plus rigide que la loi, et doit-on rendre son cœur inflexible comme elle? Compatir aux souffrances de ses semblables, n'est-ce donc plus la vertu des belles âmes?

Le régime des hôpitaux a beaucoup d'analogie avec celui des prisons, et ne présente qu'une opposition constante avec l'idée qu'on se forme de ces sortes de lieux. Nous considérons ces refuges comme devant offrir à l'humanité souffrante des soins et des consolations; nous voulons y voir les malades devenus un objet de compassion et d'attention plus ou moins délicates, et si le médecin ne s'y montre pas toujours affectueux et sensible, il nous y paraît toujours consciencieux dans son service; enfin nous avons toujours présentes à l'esprit ces incomparables sœurs de Charité dont la patience et le dévouement sont les moindres vertus: ces femmes angéliques allégeant les souffrances des malheureux par des soins souvent plus puissans que les efforts de l'art, sont le plus bel ornement de leur sexe.

Ici, tout est positif, tout est régi par la loi; et les hommes chargés de certains ministères, depuis le médecin jusqu'au dernier infirmier, n'ont en vue que le strict accomplissement de l'article qui les concerne. Chacun des emplois d'un hôpital est une place d'un rapport connu, où chacun gagne strictement son appointement. L'hôpital, en Amérique, n'est pas ouvert, précisément ouvert, pour secourir les individus: c'est un établissement prescrit par l'honneur national, et au fond, une véritable utopie.

Le gouvernement en fait les frais; l'établissement a belle apparence; le mobilier est propre et même recherché; rien enfin n'y est épargné de ce qui concerne le matériel. Ici cesse la sollicitude, et s'il est nommé chaque année, pour la forme, une commission d'inspection, chaque année le rapport sera d'autant plus favorable, que le matériel sera dans un état plus satisfaisant. Chacun y remplit ses fonctions pendant le nombre d'heures voulues; chacun y observe l'ordre établi, mais s'y occupe fort peu de l'issue des maladies et du résultat indiqué par l'humanité. Quelle que soit la manière dont le malade sorte, pourvu que le livre en soit déchargé, le ministère est rempli!

L'homme souffrant, ainsi que l'homme malheureux n'excitent que peu d'intérêt dans un pays où tout vise au positif; chacun y est pour son compte, et n'a en vue que son bien-être particulier ou l'utilité relative dont lui peut être un autre individu, de sorte que tout ce qui exige une diversion à l'idée dominante de chacun, n'obtient tout juste que ce que prescrit la règle établie : aussi les hôpitaux ne reçoivent-ils guère que des malheureux sans asile, et que l'on n'y porte qu'en désespoir de cause; peu de gens de la ville, peu d'étrangers même souffrent qu'on les y mène, les seuls Américains s'y résignent; leur constance à endurer toute sorte de mal et l'espèce de stoïcisme dont ils font profession, dans presque toutes les classes, correspondant merveilleusement avec le régime stoïque des hôpitaux. On n'y connaît d'ailleurs qu'un mode systématique de traitement; le brownisme y domine et y épouvante les gens qui se permettent de raisonner; et, chose assez curieuse, les médecins de la ville ne peuvent aborder un établissement exclusivement confié par l'autorité compétente à un médecin choisi arbitrairement et sans concours. Il n'y a nulle consultation, nulle autopsie, ni aucun moyen d'y voir faire un pas à la science. C'est en vain qu'un médecin désirerait y pratiquer à son tour quelques opérations; l'hôpital est une investiture à vie au profit de quelques individus!

Parmi les causes morbifiques qui tiennent aux vices d'administration, il en est une encore d'où dépend en grande partie la santé des habitans de la ville: je veux parler de la manière dont on se fournit d'eaux potables. Beaucoup de gens recueillent dans de grandes cuves de bois les eaux pluviales, qui, de même que les eaux distillées, étant le produit d'une évaporation, ne contiennent ni les sels, ni la quantité d'air, ni par conséquent la quantité d'oxigène qui en constitueraient la bonne qualité. Chargées de poussière et d'insectes, elles absorbent de plus l'hydrogène sulfuré, si abondant dans cette ville; enfin, comme elles résultent, la plupart du temps, des pluies d'orages, elles sont, à vrai dire, les plus insalubres que l'on puisse boire. Cependant l'usage en est autorisé par le dégoût qu'inspire l'eau du Mississipi, telle qu'on la vend au public. Cette eau, la plus pure et la plus légère que l'on puisse rencontrer, serait aussi la plus saine, si, puisée au-dessus de la ville, ou du moins puisée dans le courant, elle n'était chargée de matières organiques qui la rendent à la fois si dégoûtante et si peu convenable à la santé.

On emploie, pour transporter l'eau dans les maisons, des tonneaux au moyen desquels on va la puiser sur le rivage, là où elle a le moins de profondeur et de courant, précisément où sont amarrés les vaisseaux, et dans les intervalles qui les séparent. Il n'est pas besoin de faire observer l'inconvenance de cette méthode, ni d'appuyer sur les inconvéniens qui en résultent; néanmoins il est un autre usage pire encore, dont il faut être chaque jour témoin pour n'en pas douter: c'est celui de venir jeter au fleuve, ou plutôt sur ses bords, toutes les vidanges des bidons et des fosses d'aisances de la ville. Chaque soir, dès neuf heures, la levée, qui est l'unique promenade où l'on puisse venir prendre le frais, se trouve obstruée par le charriage de ces immondices que le flot du fleuve emmène lentement et partiellement, et dont les eaux s'impreignent de qualités délétères. Si l'on réfléchissait sérieusement aux résultats d'une coutume si condamnable et sur la corruption qu'elle produit dans les eaux, on aurait horreur d'en user pour aucun service domestique, et l'on invoquerait hautement des mesures efficaces; on demanderait des ponts de service pour faciliter l'abord du courant, et l'on requerrait l'érection d'une pompe à feu dans la partie supérieure de la ville, ou bien, enfin, on réclamerait provisoirement l'utile distribution des eaux de la pompe actuelle, au moyen de bornes-fontaines et de tuyaux sagement ménagés, où les marchands d'eau seraient obligés de venir remplir leurs tonneaux. Jusqu'à présent on laisse répandre les eaux si coûteuses de la pompe à feu par des ouvertures pratiquées au coin de quelques rues, pour servir à l'arrosement imparfait des ruisseaux, tandis qu'à peu de frais on utiliserait une dépense considérable et presque sans objet dans l'état actuel des choses.

Il serait enfin temps que, dans une ville dont on vante à juste titre les progrès, les autorités locales fissent disparaître tant et de si graves inconvéniens qui tiennent de l'ignorance et de la barbarie des siècles passés.

Il serait temps aussi que certaine instruction hygiénique fût donnée au peuple dont la manière de vivre influe si fortement sur la propagation des maladies pestilentielles ou les rend plus meurtrières. L'usage des salaisons et des liqueurs fortes répandu chez les classes pauvres prédispose aux maladies inflammatoires et aux gastrites de toute nature, tandis que l'usage immodéré des fruits, des melons et des pastèques cause des ravages considérables par les diarrhées qui en résultent, presque dans tous les rangs de la société. Si l'on ajoute que les enfans se détériorent la santé par l'habitude qu'ils ont de se gorger, à toute heure du jour, de pâtisseries, de sucreries et de fruits; si l'on pense que leur appétit irrégulier ne leur permet aucun repas fixe et réglé, l'on s'étonnera peu de l'effrayante disproportion qui existe entre la mortalité du jeune âge en cette ville et celle que présentent les autres pays. De là ces accidens si fréquens occasionés par les vers; de là les gastrites qui dégénèrent en cholérites, et tant d'autres maux qui tiennent au défaut de régime dans la manière de vivre.

S'il est presque impossible d'arrêter chez le peuple l'effet de coutumes pernicieuses, il n'en devrait pas être de même chez les classes où chaque jour se répand l'instruction; on y devrait rencontrer assez de raisonnement pour les amener à adopter un régime convenable, et surtout pour leurs enfans; nulle part la tendresse maternelle n'est portée plus loin, et pourtant une faiblesse inexplicable la rend infructueuse, souvent fatale; et telle mère qui ne saurait voir couler les larmes de son enfant ne craint pas d'en verser elle-même d'éternelles, par les regrets qu'elle se prépare.

C'est à la raison seule qu'il en faut appeler; mais

l'administration pourrait, au moyen de certaines précautions, atténuer l'effet pernicieux des fruits ou des vivres de mauvaise qualité. Une inspection sévère à cet égard et quelques exemples de destruction des objets insalubres, forceraient les marchands à n'offrir en vente que des objets sains et bons.

Une administration jalouse de la prospérité de la Nouvelle-Orléans s'est occupée des moyens d'assainissement et d'améliorations; mais les institutions du pays s'opposent souvent à l'unité d'action nécessaire pour exécuter des travaux soutenus, et pour adopter un plan fixe d'assainissement.

Une ville gouvernée par un conseil de citoyens, livrés pour la plupart à des spéculations commerciales, n'obtient que des améliorations relatives au commerce; et ce qui tient à la salubrité ne passe trop souvent qu'en seconde ligne. Aussi avons-nous vu s'exécuter la mesure coûteuse du pavage vers les abords du fleuve; l'élargissement des levées, l'envahissement des battures ont absorbé des sommes immenses; mais ce qui tenait de si près à la salubrité, le remblaiement des terrains, la translation des prisons, la distribution d'eaux saines et abondantes : toutes ces choses ont été et sont encore négligées.

Cependant l'agglomération de la population réclamait la sollicitude des magistrats, et le résultat de l'établissement des trottoirs aurait été plus heureux encore si le remblaiement des cloaques ou des cours eût accompagné cette mesure.

Beaucoup de causes d'insalubrité pourraient être atténuées par une administration ferme et éclairée, et ce qui concerne l'exhaussement des terrains, et en particulier de celui des cimetières, ainsi que ce qui regarde les prisons, dépend entièrement des élus du peuple. La fabrique et le conseil de ville peuvent à l'envi faire disparaître ces foyers d'infection, ou les modifier de telle sorte, que les inconvéniens en soient grandement atténués. J'ai indiqué l'élévation progressive du terrain du nouveau cimetière; la fabrique, si riche, de cette sorte de propriété de main-morte, pourrait signaler sa bienfaisance en faisant de si utiles travaux dans les lieux qui dépendent de son ressort; des plantations d'arbres dans le cimetière neuf en diminueraient la funeste influence; des quinconces dans l'ancien cimetière, en en faisant un lieu plus convenable et plus décent, donneraient l'avantage d'un rideau d'arbres qui s'opposerait à l'influence délétère que les vents d'ouest apportent dans la ville, en passant sur les lieux où tant de miasmes sont livrés à leur courant. Personne en effet n'ignore que la propriété des arbres est d'absorber l'hydrogène sulfuré, gaz mortifère, et d'exhaler l'oxigène ou air vital; il en résulte clairement que l'on ne saurait trop multiplier les plantations vers les lieux insalubres, et particulièrement sur les berges des canaux de navigation, et aux environs des cimetières. On verrait ainsi s'accroître peu à peu les moyens d'assainissement; et la reconnaissance publique deviendrait la récompense de mandataires qui jusqu'à présent n'ont pas connu toute l'étendue de la mission qui leur était confiée, ou qui l'ont envisagée sous d'autres rapports que ceux de la salubrité publique, dont seule il m'est permis de m'occuper ici.

Les remuemens journaliers de terres qu'exigent les travaux entrepris soit pour l'établissement des trottoirs, soit pour le pavage des rues, suffiraient sans doute pour exiger l'emploi des moyens hygiéniques, tels que celui du charbon de four dans les places où l'on est obligé d'arrêter le cours des ruisseaux, et où, pendant le temps nécessaire à la confection d'un îlet des batardeaux retiennent en stagnation les égouts des îlets supérieurs; mais considérant comme perdue toute dépense qui n'offre pas de résultats visibles, ou s'exagérant le coût des procédés désinfectans, nos magistrats s'endorment dans une quiétude qui ressemble fort au fatalisme des Turcs en temps de peste, et dont nous avons eu dernièrement plus d'un exemple.

Des mouvemens de terrains bien plus alarmans se sont faits en grand dans plusieurs directions, et le canal qu'on a ouvert, l'été dernier, en tête des faubourgs supérieurs, devait nécessairement avoir de funestes effets sur la salubrité publique. Ce canal, d'une largeur et d'une profondeur relatives au grand objet pour lequel il est créé, se développe sur tout l'espace qui s'étend entre le fleuve et le lac. Creusé dans un terrain fangeux et chargé de débris végétaux, il s'en exhale une odeur marécageuse assez forte pour en écarter ceux que la curiosité peut y conduire, mais les travailleurs, qui y ont été amenés au nombre d'environ deux mille, y éprouvent journellement les effets des gaz délétères qui s'en exhalent.

Pendant qu'un été sec laissait jouir la ville d'un état sanitaire peu ordinaire, la chaleur, portée jusqu'à 90 et 94 degrés de Farenheit, agissait sur les masses de terres fraîchement remuées, et produisait de nombreux accidens sur la foule des travailleurs. Chacun présentait des cas de fièvres d'un caractère alarmant, et beaucoup d'individus mouraient de fièvres pernicieuses bien caractérisées; j'observai dès lors dans les faubourgs supérieurs, et dans quelques parties de la ville, certains cas semblables, surtout beaucoup de gastrocéphaliques et de cholérites.

Cependant la saison avançait, mais la chaleur se soutenait, quand des pluies abondantes se manifestèrent; l'humidité devint alors insupportable, et me fit redouter une épidémie que je regardais comme d'autant plus inévitable que je me souvenais de celle qui avait éclaté dans des circonstances semblables, lors de l'ouverture du canal Carondelet et de son bassin. Aussi, le 22 septembre s'offrirent des cas de fièvre jaune; ces cas se multiplièrent pendant les premiers jours d'octobre et ce fut seulement le 15 qu'on la déclara épidémique.

Jamais elle n'avait été plus intense et n'avait exigé de moyens plus actifs; aussi, les antiphlogistiques m'ont-ils réusi, et la saignée générale au début m'a presque toujours été indiquée cette année; car on sait que cette maladie se présente souvent sous différens aspects, suivant les circonstances qui dominent, soit dans l'état atmosphérique, soit dans les localités, et l'état sanitaire qui a précédé. Enfin la fièvre jaune comporte de telles variétés, que ce qui est convenable une année, devient souvent nuisible l'année suivante, à cause des complications avec les maladies dominantes, qui donnent lieu à des différences dans les traitemens; bien que le principe de la fièvre jaune en lui-même ne varie pas, et que l'inflammation s'y démontre sans cesse au moyen des gastrites et des congestions qui en résultent, soit au cerveau, soit aux reins.

Mon intention n'est pas d'entrer dans des détails, hors de propos sur la fièvre jaune; et si j'en dis quelque chose, c'est moins pour particulariser ce qui a trait à cette maladie, qu'afin de faire connaître avec plus de précision l'état sanitaire de la ville au moment de l'invasion du choléra morbus. Mon objet surtout est de faire ressortir la complication que j'ai observée dans cette maladie.

En effet, attribuant, ainsi que je l'ai fait, l'aptitude à en recevoir les atteintes à la privation d'une quantité suffisante d'oxigène, j'ai reconnu la présence du choléra chez plusieurs sujets incessamment traités de la fièvre jaune par les antiphlogistiques; et n'ayant pu les sauver, qu'en leur administrant tout de suite un traitement tout opposé, je n'ai dû tirer des conclusions sur lesquelles j'ai fondé ma thérapeutique. J'ai, de plus, acquis la connaissance d'un fait très remarquable : c'est que le choléra neutralisait la fièvre jaune; que dans la complication il prédominait chez ceux chez lesquels elle avait lieu; que dès l'instant de l'invasion du choléra, la fièvre jaune s'arrêtait dans ses progrès, et que les cas en étaient devenus plus rares à mesure que ceux du choléra s'étaient multipliés.

Je citerai plusieurs exemples à l'appui de que j'avance ici, et je pense que ces observations pourront être utiles dans les pays affligés simultanément des deux fléaux. C'est ici le cas de désabuser les personnes qui pourraient s'imaginer que les deux maux pourraient avoir quelque identité, et qu'en conséquence celles qui avaient été atteintes de la fièvre jaune pouvaient se croire exemptes du choléra-morbus. Le seul rapport rationnel à établir, si toutefois c'en est un, entre ces deux maladies, c'est qu'elles viennent toutes deux par voie d'empoisonnement de l'air atmosphérique. Du reste, ces deux maladies ont, à mon sens, des principes tout différens; et si l'une est causée par trop de richesse dans le sang, par trop de vitalité, si je puis m'exprimer ainsi, et que l'autre soit réellement due à une absorption de l'oxigène du sang par une cause qui échappe encore à l'observation, il semblera démontré par le succès des deux traitemens opposés, qu'elles diffèrent autant entre elles que les remèdes qu'elles nécessitent. Aussi la complication n'en a-t-elle jamais été spontanée, et n'ai-je observé l'une de ces maladies qu'à la suite de l'autre.

Cependant l'élévation du thermomètre continuait à peu près au même degré, de 85 à 90 de Farenheit; mais la fraîcheur des nuits déjà prononcée contrastait avec la chaleur des jours, et produisait des effets nuisibles sur l'organisation des individus. Cette variation imprimait à la maladie régnante, la fièvre jaune, des caractères insolites qui me portaient à l'observation de cette complication de symptômes dont je viens de parler plus haut. L'apparition du choléra ne me surprit donc nullement; et dès lors plusieurs cas de cholérine et de gastro-entérite prirent une telle gravité, qu'il ne fut plus permis de douter de la présence du fléau qui, presque aussitôt, a fait de si prodigieux ravages eu égard à la population de la ville.

DE L'INVASION DU CHOLÉRA.

L'apparition de ce fléau dans le Canada avait démontré que, malgré des assurances contraires, le choléra pouvait traverser l'Atlantique ; l'arrivée à Quebec d'un navire chargé d'émigrans allemands détermina l'invasion de l'épidémie. Cent cinquante malades furent débarqués, et, dès le jour suivant, elle avait éclaté dans les rues qu'avaient suivies les fourgons de transport pour se rendre à l'hôpital. Bientôt la terreur se répandit, et la fuite d'un grand nombre d'habitans vers le haut Canada porta le mal jusqu'à Montréal, où il se développa avec plus de force qu'à Quebec. Je n'entrerai pas à cet égard dans des détails dont retentirent les journaux de cette époque ; mais je ne crois pas inutile de faire connaître la marche qu'a tenue en Amérique une maladie observée en Europe dans les circonstances les plus minutieuses, et dont je pense qu'un médecin ami de son art ne saurait trop approfondir les phénomènes.

Afin de déterminer d'une manière satisfaisante la voie qu'a suivie le choléra pour arriver jusqu'à la Louisiane, il est à propos de considérer un instant la situation de Montréal, que je regarde comme le point de départ de cette épidémie vers les États-Unis.

Cette ville, située au confluent de la rivière des Utawas et du Saint-Laurent, avait reçu, par le courant de ce fleuve, les atteintes du choléra, qui s'était propagé depuis Quebec d'une manière effrayante dans tous les bourgs de la contrée. Il est naturel de penser que l'émigration considérable qui eut lieu tout d'abord introduisit l'épidémie par le lac Champlain, d'une part, jusqu'à la rivière d'Hudson, et que, d'autre part, remontant le cours du Saïnt-Laurent, et côtoyant le lac Ontario, les mêmes causes la transportèrent jusqu'à Buffalo, où elle éclata, et d'où, par le grand canal de navigation, elle entra itérativement dans la rivière d'Hudson, et dans l'état populeux de New-York. Vainement on avait essayé d'opposer à ses progrès les précautions usitées contre les maladies pestilentielles, et d'établir des postes militaires pour arrêter l'émigration du Canada, et pour intercepter les bateaux à vapeur qui descendaient vers New-York par la rivière d'Hudson. De telles mesures n'eurent d'autre effet que celui qu'elles avaient eu en Europe, c'est-à-dire qu'il en résulta beaucoup de vexations et de malheurs partiels, sans aucune utilité réelle. Le choléra n'en parut pas moins à Albany, siége du gouvernement de l'état de New-York, et dès lors on reconnut l'inutilité des obstacles que l'on voulait apporter à la marche d'une épidémie contre la propagation de laquelle avaient échoué la puissance et la volonté absolue des souverains de la vieille Europe; on dut se résigner également à lui voir suivre son cours, et l'on prit de plus sages dispositions en préparant les moyens hygiéniques dont la science et la richesse de la ville de New-York lui permettaient l'emploi dans le cas de l'invasion présumée du choléra. En effet, vers les premiers jours de juillet il se manifesta dans cette grande ville, et le premier bulletin sanitaire parut du 6 au 7, annonçant quarante-deux cas nouveaux et dix décès. Du reste, on cherchait à en dissimuler les progrès aux yeux du public, et l'on croyait pouvoir l'annoncer comme très bénin en comparaison de ce qu'il avait été en Europe. Cependant dès le 14 on avouait cinq cent quatre malades dans les hôpitaux et deux cent vingt morts : aussi l'épouvante se jeta parmi la population, et l'on vit plus de soixante mille personnes se répandre dans les campagnes du Nouveau Jersey, ou gagner en toute hâte la Pensylvanie, où Philadelphie fut atteinte. Les précautions prises à New-York par des autorités actives, et sans doute aussi la diminution considérable qui eut lieu dans le nombre des individus, empêchèrent que l'épidémie n'y fût aussi funeste qu'elle aurait pu l'être. De même l'extrême propreté de Philadelphie, et les moyens hygiéniques employés dans cette ville, contribuèrent efficacement à y rendre la maladie moins intense; d'où il résulte que les ravages n'y furent pas proportionnés à la population de ces deux grandes villes. Le choléra ne s'arrêta pas là dans sa course; on le vit passer de Baltimore à Richemont en Virginie; mais je n'ai pu me procurer des renseignemens positifs sur la marche ultérieure qu'il a suivie vers le sud-est. Quoi qu'il en soit, il me semble évident que ce n'est pas de ce côté qu'il est arrivé à la Louisiane, et tout m'assure qu'il n'a pas franchi la chaîne des Alléghanis.

Maintenant, après avoir désigné plus haut Montréal comme étant le point de départ du choléra vers New-York, après avoir indiqué les deux courans d'eau qui auraient dû le porter vers la rivière d'Hudson, je vais essayer de faire connaître qu'elle fut la voie par laquelle il est parvenu jusqu'à nous.

Peu après avoir paru à Buffalo, point situé entre le lac Ontario et le lac Erié, le choléra se manifesta à Détroit, ville bâtie sur le lac Saint-Clair, par lequel l'Erié communique au lac Michigan. On retrouve ensuite cette maladie à la baie Verte, où attérissent les bateaux à vapeur destinés pour le territoire du nord-ouest; on le voit enfin se montrer presque simultanément à Chicagous, vers la partie sud-ouest du même lac. Soit qu'on admette qu'il ait suivi le littoral, ou qu'il ait été apporté par les nombreux émigrans du Canada, l'une de ces deux opinions paraîtra plus rationnelle que de lui faire franchir l'immense territoire qui sépare le lac Erié du lac Michigan.

Il faudrait supposer que, communiqué aux Indiens par les garnisons américaines des forts, il s'est propagé de nation à nation, ce que pourrait justifier la guerre alors existante dans la partie du nord-ouest et la grande mortalité qu'attestent des débris humains de tout âge qui jonchent les forêts et les savannes; mais cette hypothèse perd toute probabilité, si, considérant l'époque où l'épidémie s'est montrée dans les forts Wenebigos et Rock-Island, on veut calculer le temps qu'il lui aurait fallu pour traverser le territoire entier du Michigan.

Dès le 7 de septembre des lettres de Galena annoncèrent que des troupes arrivées par les lacs avaient apporté le choléra et que beaucoup de soldats en avaient été victimes; d'autres lettres parlent des ravages faits à Rock-Island, et dès les premiers jours d'octobre, des nouvelles de Saint-Louis font part de la désolation qu'on y éprouve de l'apparition de ce fléau; cette coïncidence ne peut laisser douter que la marche du choléra n'ait été constamment la même que celle des troupes; et si l'on considère ensuite que la position des forts correspond à celle des communications par eau; si l'on fait attention que de Chicagou, au moyen de la rivière des Renards, les troupes des États-Unis se sont portées sur le fort Wenebigos, et que par le cours du Wiscousin elles ont gagné le Mississipi; que de la Prairie du Chien, où elles ont laissé garnison, elles se sont portées en face sur le Rock-Island, situé au confluent de la rivière *à la Roche* et du Mississipi, point envahi par les nations indiennes révoltées: si, dis-je, on suit avec attention cette marche, on ne doutera plus de ce que nous avançons. Maintenant il n'est plus douteux que la Nouvelle-Orléans ne l'ait reçu de Saint-Louis par l'arrivée du bateau à vapeur *la Constitution*, sur lequel se trouvait le général Pedraza, président du Mexique. Cette arrivée eut lieu le 24 octobre, et dès le jour suivant, plusieurs cas de choléra se manifestèrent dans le faubourg Sainte-Marie vers l'attérage des bateaux à vapeur; de ce moment date, sans aucun doute, l'invasion du choléra, et je ne crois pas émettre une opinion hasardée, en disant que ce fut la conséquence rationnelle de la marche rapide qu'il avait suivi depuis le Canada jusqu'à la Louisiane. Quelque prise que cette opinion puisse donner à la critique su le moyen par lequel nous est parvenu le choléra, les faits n'en restent pas moins avérés, et je n'en dois pas moins citer ceux qui peuvent l'appuyer encore.

Le bateau à vapeur, *la Constitution*, dont je viens de parler, s'était chargé de seize nègres qu'accompagnait un propriétaire des Attakapas et qu'il fit descendre à Plaquemine ; l'on a su depuis que, sur l'habitation même où ils débarquèrent, l'un de ces esclaves mourut dès le lendemain de l'arrivée ; que cinq autres succombèrent le jour suivant, et que dès lors le choléra fut déclaré dans cette vaste contrée, où il fit des ravages assez grands, eu égard à la distance qui sépare les habitations entre elles. Il s'y est attaché plus particulièrement aux nègres et aux gens de couleur, comme plus exposés aux intempéries de l'air et comme usant d'une nourriture moins saine.

Le choléra s'est ensuite répandu sur la côte du fleuve, où il a gagné de proche en proche plusieurs paroisses.

Le silence des habitans au sujet de leurs pertes respectives ne permet pas d'arrêter une opinion sur l'intensité du mal dans les campagnes ; mais on doit espérer que les médecins qui fréquentent ces parages feront part à la science des observations qu'ils n'auront pas manqué de faire, tant à cet égard que sur les caractères qu'aura pris l'épidémie.

Une remarque singulière a été faite par divers planteurs de la côte de Mississipi; c'est que le choléra a sévi plus activement dans les anses formées par les sinuosités de ce fleuve que dans les saillies qu'il y fait sous le nom de pointes; et ce fait, hors de doute, peut donner matière à quelques réflexions. Il est un autre fait également indubitable, c'est que des quantités de volatiles sauvages ou privés ont péri lors de l'invasion de la méladie. Je ne chercherai point à expliquer ces phénomènes, j'indique seulement des faits que je puis attester. Une observation analogue du choléra chez des animaux a été faite à la pointe Coupée; des personnes éclairées y ont remarqué des symptômes évidens de choléra-morbus parmi les bêtes à corne et les chevaux; l'un de ceux-ci, appartenant à un docteur, fut laissé mourant chez l'habitant respectable dont je tiens ce détail; l'animal, froid à l'extérieur, et paraissant dans le plus grand abattement, fut pris de vomissemens réitérés, ce qui est évidemment contre l'habitude du cheval. Des déjections blanchâtres eurent lieu par les voies ordinaires, et sa fin paraissait prochaine, lorsque l'habitant imagina d'appliquer au cheval, en triplant seulement les doses, les médicamens dont il s'était servi pour ses esclaves. Il employa de même les frictions et les couvertures, et au grand étonnement du médecin lui-même, ce cheval recouvra la santé en moins de vingt-quatre heures. Une grande débilité qui se faisait remarquer, céda promptement à une nourriture abondante.

Quoi qu'il en soit, me voici au point le plus délicat de la tâche que je me suis imposée. Je dois la vérité tout entière, et je ne dissimulerai rien de ce qui peut éclairer le public sur les funestes effets d'une imprévoyance systématique.

La sécurité où l'on s'efforça de maintenir les habitans de la ville fut une erreur d'autant plus grande, qu'elle était fondée sur l'opinion que l'on avait affecté de répandre que le choléra ne pouvait arriver à la Nouvelle-Orléans. On s'appuyait sur ce qu'il n'avait pas encore visité ni l'Italie, ni le midi de la France; et l'on en concluait qu'il n'approcherait pas du Tropique, affectant d'ignorer qu'il provenait des bords du Gange. Cette obstination et cet aveuglement s'étaient opposés à ce qu'on prît les précautions les plus ordinaires à l'approche des épidémies, et qu'on préparât les moyens hygiéniques les plus communs.

Cependant, dès le 12 juillet, des journalistes bien informés avaient sonné l'alarme, et, sur leur insistance, le conseil de ville avait mis quelques sommes à la disposition de l'administration, qui n'en tint compte, et qui ne s'occupa d'aucune disposition préliminaire, tant elle semblait vouloir prolonger une imprudente sécurité. Jamais la ville n'avait été plus sale ; jamais on n'avait élevé de plus justes plaintes contre les cloaques existant dans les lieux plus rapprochés du centre, et jamais non plus le maire n'avait montré plus d'éloignement pour l'assainissement de cette partie de la ville. Cependant le choléra se prononça dès le 25 octobre ; mais par une nouvelle infatuation de l'administration, il ne fut déclaré que le 29, tandis que déjà les ravages étaient effrayans. On voulut alors prendre de tardives mesures ; mais comme il n'y avait aucun système d'arrêté, qu'aucune méthode n'avait été discutée d'avance, la confusion se mit dans les avis, et l'on ne sut à qui s'en rapporter, d'un comité de santé sans prépondérance, ou d'un conseil de ville saisi d'épouvante.

Le maire voulut alors user des fonds qui avaient été mis à sa disposition pour des mesures préservatrices ; mais, outre que l'on n'avait rien de rassurant en vue pour leur emploi, il se rencontra des obstacles inattendus. Lors donc qu'il parut indispensable de faire quelques démonstrations, et de rassurer la population par des précautions tardives, on eut recours au crédit ouvert au maire par le conseil de ville, et l'on eut peine à escompter pour dix mille piastres de papier d'une corporation jouissant de plusieurs centaines de mille piastres de revenu !

Cependant le choléra sévissait; on voyait de toutes parts tomber des individus frappés à mort; les médecins ne suffisaient plus aux appels qui leur étaient faits, et nulle mesure n'était adoptée pour arrêter les progrès du mal.

Déjà les malades encombraient les hôpitaux sans qu'aucun édifice public eût été préparé pour y suppléer. Une loge maçonnique, que sa construction rendait susceptible d'être utilisée, fut offerte aux malades par la philantropie; mais les auberges restèrent encombrées, et l'humanité n'y trouva pas toujours un refuge ; l'état de l'atmosphère rendait mortelle l'habitation de ces lieux destinés à un séjour passager; des pluies continuelles ajoutaient des périls imminens à la translation des malades, et l'on se figurera sans peine la quantité de ceux qui moururent par des transitions de température. Quoi qu'il en soit, la terreur croissait avec le mal; on essayait à la fois vingt traitemens divers que prônaient chaque jour les gazettes; l'empirisme prenait la place de la science, et les conseils les plus étranges étaient donnés à l'autorité, qui tergiversait entre tout sans s'arrêter à rien.

Enfin, se rappelant sans doute la peste d'Athènes, ou bien ayant appris que l'on croyait que l'établissement des filles de la Légion-d'Honneur à Saint-Denis avait dû son salut à l'usage des feux, le conseil de ville imagina de prescrire d'en allumer par la ville; mais comme il est dans la nature des assemblées de discuter sur les choses les plus simples, plusieurs avis s'ouvrirent pour que ce fussent des feux de goudron, et d'y ajouter le bruit du canon et des fusils que l'on prétendit infaillible. Tout fut adopté sans restriction, et des moyens surannés l'emportèrent sur ceux qu'indiquait le progrès des sciences. De ce moment des décharges d'artillerie vinrent épouvanter les malades, briser leurs vitres; des coups de fusil et des pétards, partant de toutes les ouvertures des maisons, achevèrent de priver de tout repos et les malades et ceux qui leur prodiguaient leurs soins.

Partout des feux de goudron furent allumés à si petite distance qu'une chaleur étouffante se répandit par toute la ville. Une fumée noire et épaisse vint assombrir encore un ciel terne et nébuleux; un reflet rougeâtre éclairait jour et nuit ce théâtre de douleurs, et l'impression d'un pareil spectacle ébranla les courages les plus fermes. Condensé par les fumées que produisaient ces feux, où l'on jetait des cuirs, des cornes de bœuf, et d'autres matières animales, l'air, au lieu de se purifier, se chargeait de plus en plus de miasmes qui se combinaient au lieu de se neutraliser; et ce que l'on avait regardé comme une mesure salutaire ne fut en effet qu'un moyen d'accroître l'insalubrité, et de propager l'épidémie. Du reste, la mort n'en fauchait pas moins, ou peut-être n'en frappait-elle que plus sûrement ; car ce fut au moment où l'on paraissait le plus infatué de ces précautions qu'eut lieu la plus affreuse mortalité, qui s'éleva au-delà de cinq cents personnes par jour.

Il serait impossible de décrire en détail une si épouvantable crise ; mais quelques traits suffiront pour faire connaître à quel point le défaut d'ordre et de méthode dut contribuer à augmenter les progrès du mal.

Le régime des prisons, qui partout ailleurs s'était adouci pendant le choléra, fut maintenu dans toute sa rigueur. Dans un pays qui se vante de ses institutions libérales, les malheureux prisonniers, en proie au fléau dévorant, n'eurent aucune part au bienfait des hôpitaux ; et les efforts de l'officier chargé de leur surveillance furent vains. Plusieurs voix s'élevèrent avec la sienne pour obtenir la translation des prisonniers malades dans des lieux moins insalubres ; mais toutes les prières furent écartées, et, quoiqu'il en pérît dans cet infect repaire des vingtaines par jour, on prétendit que la loi rendait impossible leur translation, et le plus grand nombre mourait dans les fers. Considérant ce qui eut lieu dans les hôpitaux, on doit croire que leur sort n'eût pas été moins funeste, si l'on en juge surtout par des faits que j'ose à peine relater, mais pour le récit desquels je me bornerai à citer les expressions du rapporteur de la commission chargée de les vérifier.

Plusieurs habitans du faubourg supérieur s'étant plaints de l'odeur insupportable qui s'exhalait à l'hospice du docteur N. Farlam, le conseil de ville se décida, le lendemain seulement, à en faire l'inspection.

« Les commissaires, introduits par un nègre esclave, seul gardien apparent de l'hospice, dans les » salles du principal corps de logis, y trouvèrent la » malpropreté la plus dégoûtante; tous les vases de » nuit étaient pleins, et les malades ont déclaré » que, depuis long-temps, ils ne recevaient aucune » espèce de soins; que, dans plusieurs chambres » de ce corps de logis, la commission a trouvé des » cadavres dont quelques uns étaient en putréfaction depuis plusieurs jours; que, de là, le comité » s'est transporté dans une chambre attenant à une » cuisine où était le cadavre d'un nègre qui paraissait mort depuis plusieurs jours, et qui puait » horriblement; enfin, les membres de la commission s'étant transportés dans un autre corps de » logis dans lequel tout était aussi sale, ils y virent » aussi plusieurs cadavres de personnes mortes depuis long-temps; que, dans un lit entre autres,

» se trouvait un homme mourant sur le corps d'un » homme mort depuis plusieurs jours. »

Les commissaires ajoutèrent verbalement des détails hideux, et ce qu'ils auraient dû consigner dans leur rapport, c'est qu'ils rencontrèrent à l'étage supérieur, quatre gardiens renfermés avec soin, et se gorgeant de vin de Madère, dont ils ne rougirent pas d'offrir aux commissaires.

Le 7 novembre, le comité permanent ajouta le rapport additionnel suivant :

« Dans une des salles où étaient plusieurs ma- » lades vivans et plusieurs cadavres, il se trouvait, » dans un lit, un corps mort à moitié rongé, dont » le ventre et les entrailles tombaient sur le plan- » cher ; il exhalait l'odeur la plus infecte. Dans un » petit cabinet sous la galerie, il y avait deux cada- » vres, dont l'un était couché à plat sur le plan- » cher, et l'autre avait les deux pieds sur le plan- » cher, le dos appuyé sur le lit formant un arc; » son ventre était prodigieusement gonflé, et ses » cuisses verdâtres. Sous un appenti dans la cour, » était le cadavre d'un nègre mort depuis long- » temps, et sur lequel une poule mangeait des vers: » le nombre des cadavres pouvait s'élever à douze » ou quatorze.

» *Signés* CANON, rapporteur; F. LABATTUT, » alderman du deuxième district; CHARLES LEC, alderman du premier district. »

Les lois étant insuffisantes, on se borna à ordonner la combustion des cadavres et des meubles infectés; on a vu, depuis la cessation du fléau, le propriétaire de cet établissement trouver des apologistes; et, le croira-t-on? présenter une pétition au conseil de ville, pour réclamer des indemnités!

Les inhumations n'offraient pas un spectacle moins horrible, et l'entassement des corps devint tel, qu'on ne suffisait plus à l'ouverture des fosses. Ce désordre était si grand, qu'on les ouvrait à l'aventure, et que souvent on exhumait des corps en lambeaux pour faire place à des corps nouvellement amenés, avec lesquels on les enfouissait de nouveau. Les cimetières ne pouvant suffire, on imagina enfin d'ouvrir de larges tranchées, mais on y donnait si peu de profondeur, que sur cinq étages de cercueils ou de corps, il se trouvait à peine deux pieds de terre à rejeter. Ce ne fut qu'après plusieurs jours de discussion entre la fabrique et le conseil de ville, pour savoir à qui appartenait la police du cimetière, que l'on se détermina à employer la chaux vive; mais elle était rare et de mauvaise qualité, ce qui en rendit l'effet presque nul.

Cependant l'état atmosphérique était le même: d'abondantes pluies, ou bien un ciel brumeux semblaient ajouter au deuil général. Le choléra continuait ses ravages dans une proportion effrayante, et la fièvre jaune ne se présentait plus que rarement. Déjà les nuits augmentaient de fraîcheur, sans que la température du jour baissât sensiblement, quand, vers le 12 de novembre, s'éleva le vent du nord ; le froid se fit sentir subitement, et moins de trois jours suffirent pour arrêter les progrès du fléau ; vers le 16 du mois, on commençait à en compter les cas.

Jamais, dans aucun pays, le choléra ne s'était montré si terrible ; et si l'on réfléchit que la population de la Nouvelle-Orléans, qui, en hiver, ne passe pas cinquante mille âmes, était à peine de trente-cinq mille, à cause de l'émigration qui a lieu chaque été, si l'on compare ensuite à ce nombre le terrible résultat de plus de six mille décès en moins de vingt jours, on en déduira l'effrayante proportion de plus d'un sixième de la population. C'est à tort que l'on voudrait contester le résultat en se basant sur les registres publics, il n'existe pas ici de registres d'état civil, ou du moins l'usage en est tombé en complète désuétude ; c'est sans doute une des inconséquences les plus graves de notre législation ; mais il n'en est pas moins réel que les levées de l'église et celles du fossoyeur en chef sont les seuls documens officiels ; or, dans la circonstance dont il est question, les ministres du culte ne pouvaient suffire aux inhumations ;

les corps étaient enlevés presque immédiatement et entassés contre les parois du cimetière, et l'on en a vu cent trente restés le soir sans sépulture, tant les ouvriers manquaient aux inhumations.

On s'astreignait peu d'ailleurs à conduire si loin les cadavres, et les prairies qui avoisinent les faubourgs ont continuellement servi de sépulture aux individus de ces parages. Les battures du faubourg supérieur furent jonchées d'un grand nombre de morts, et le fleuve même en reçut des quantités que l'on y conduisait de nuit, à pleines charrettes, et que l'on y précipitait avec des briques attachées aux pieds, ce qui peut être attesté par des personnes respectables de ces quartiers reculés. Ces détails sont affligeans, sans doute, mais je crois qu'il est bon de consigner les fautes de l'administration, pour qu'à l'avenir, si le cas échéait, elle devînt plus prévoyante et plus attentive. Du reste, si ce récit présente, sous des couleurs trop vraies, le tableau de malheurs encore récens, il est heureux pour moi de l'embellir de traits qui peuvent en adoucir les sombres couleurs.

Beaucoup de citoyens généreux ont soulagé l'infortune, et plusieurs s'étaient voués à porter aux malades les secours indiqués par des traitemens fatigans et souvent périlleux. Plusieurs dames surmontant l'effroi si naturel qu'inspirait cette redoutable épidémie, parcouraient les différens quartiers pour distribuer aux indigens des secours suffisans; d'autres, mues par un sentiment d'humanité tout religieux, s'occupaient, avec un courage au-dessus de toutes louanges, à rendre aux morts les derniers devoirs, dont les eût privés la terreur générale.

Les loges maçonniques ont rivalisé de zèle et de générosité dans des souscriptions d'autant plus remarquables, qu'on sait mieux que ces sortes d'associations ne se composent pas toujours des gens les plus riches. Le commerce n'est pas resté en arrière; une quantité de négocians ont souscrit pour des sommes considérables; et plus de vingt mille piastres ont été distribuées en peu de jours à bureau ouvert: il est heureux de reposer son âme sur des faits si consolans, et de pouvoir se dire que, dans un pays où d'ordinaire prédomine l'esprit de calcul, il se soit rencontré tant de bien en compensation de tant de mal.

Maintenant que je crois avoir dit tout ce qui est présent à ma mémoire, au sujet de l'invasion du choléra; maintenant que j'ai indiqué les rapports à établir entre les localités, les influences météorologiques, les accidens qui ont accompagné ou qui ont amené cette maladie, qu'il me soit permis d'appuyer, par des observations chimiques et par des faits incontestables, les symptômes, les progrès et les effets d'un mal dont tout homme de l'art doit approfondir, autant qu'il est en lui, toutes les circonstances.

J'ai dit que j'étais fondé à croire que l'épidémie, connue sous le nom de choléra-morbus asiatique, était un empoisonnement causé par un certain état anormal des principes intégrans de l'air atmosphérique. Je sais que l'analyse n'a donné aucune évidence à cette opinion; mais comme je suis pénétré de cette vérité, qu'il existe dans l'atmosphère des fluides qui échappent encore à l'analyse, et que l'électricité, les fluides galvaniques et magnétiques peuvent jouer un bien plus grand rôle que l'on ne pense dans les combinaisons gazéïformes qui maintiennent l'économie animale e végétale dans leur état naturel, je crois qu'il est permis de rapporter à des vices dans la composition de l'air, ou au défaut de pondération des fluides inconnus ou mal définis qui s'y rencontrent les épidémies que l'on a observées à diverses époques, et notamment celle qui désole encore le monde.

Quoi qu'il en soit, des médecins fort distingués ont pensé que la fièvre jaune provenait aussi d'un empoisonnement causé par un air vicié; mais tout en admettant ce principe, qui me semble évident, je pense qu'une différence notoire existe entre cet empoisonnement et celui qui a lieu dans le choléra, l'un produit une surexcitation dans le système sanguin qui prédomine dans tout l'individu, d'où les ecchymoses, les engorgemens des gencives et les hémorrhagies si fréquentes dans cette funeste maladie; l'autre agit par atonie plus ou moins subite. Le système sanguin est presque paralysé; la partie séreuse du sang est comme absorbée, et de fluide qu'il était, il est réduit à l'état gélatineux; tandis que certaine partie du système nerveux acquiert une puissance insolite qui se manifeste dans le grand sympathique; et, bien que ce nerf n'éprouve aucune altération apparente, les crampes, les convulsions, les crises nerveuses dont presque toujours la maladie est accompagnée, et qui pourtant ne suspendent point les facultés intellectuelles qui persistent jusqu'à la mort, sont une assez forte preuve de la prédominence du système nerveux sur le système sanguin, et déterminent la différence que j'admets entre le choléra-morbus et la fièvre jaune. On pourra peut-être excuser une opinion que je n'avance, du reste, que comme une donnée dont l'examen est réservé à des médecins d'un ordre supérieur.

Je vais maintenant passer à la dernière partie et sans doute la plus intéressante de cet opuscule; je vais exposer les faits sans les rattacher positivement à un système ou à une doctrine. Des faits seuls, exposés consciencieusement, peut ressortir la vérité, et ce n'est que par l'étude et la comparaison de ces faits qu'il sera permis un jour d'asseoir une doctrine vraiment rationnelle; aussi quelle que soit à cet égard ma conviction, je n'en crois pas moins rendre service à la science, en mettant au jour mes observations et en les livrant à ceux qui, mieux que moi, pourront en tirer des inductions ou des conséquences utiles à l'humanité.

OBSERVATIONS.

I.

John Keisser, de la Lorraine allemande, journalier, âgé de vingt-six ans, d'un tempérament sanguin, nouvellement arrivé d'Europe, par conséquent non acclimaté, fut pris, le 26 octobre, à huit heures du matin, de fièvre avec un fort frisson.

Appelé le même jour à midi; état du malade: céphalalgie très intense, pouls plein, fièvre très forte, le pouls battant cent vingt pulsations par minute, langue rouge, soif intense, douleurs à la base de la colonne vertébrale, urines rouges et rares, légères douleurs à l'épigastre, yeux rouges, peau sèche.

Prescription : Saignée de seize onces, bain tiède d'une heure, cataplasme émollient sur l'épigastre et l'abdomen au sortir du bain, tisane de graine de lin gommée et acidulée de jus de citron; diète.

Seconde visite, six heures du soir:

Amélioration de l'état du malade; le pouls a moins de force et bat quatre-vingt-neuf pulsations par minute.

Continuation du même traitement, moins la saignée ; lavement émollient.

Le 27, au matin, le pouls bat quatre-vingt-seize pulsations, la peau est sèche, la langue rouge à ses bords ; le malade est plus tranquille ; la céphalalgie avait diminué, mais les douleurs de la colonne vertébrale persistent, ainsi que celles à l'épigastre ; il y avait une légère transpiration ; le malade avait dormi d'un sommeil agité ; léger délire, les urines rares et fortement colorées.

Prescription : Douze sangsues à la base de la colonne vertébrale et autant à l'épigastre, bains et cataplasme comme la veille.

A ma seconde visite, six heures du soir :

Le pouls battait quatre-vingt-sept pulsations, les douleurs de la colonne vertébrale et de l'épigastre étaient moins intenses, la langue moins rouge, et les urines coulaient avec plus d'abondance et étaient moins colorées.

Prescription : Bain de jambes sinapisé ; le reste du traitement comme ci-dessus, à l'exception des sangsues.

Appelé à onze heures et demie du même soir :

Le pouls, moins fort, battait quatre-vingt-deux pulsations par minute, le malade avait vomi plusieurs fois de l'eau et des phlegmes, les douleurs à l'épigastre étaient vives, la langue saburrale, les conjonctives légèrement jaunes, ainsi que les ailes du nez. Il avait eu deux évacuations de nature séreuse; grande altération, insomnie.

Prescription : Eau de gomme arabique quatre onces, thridace deux grains; sirop de morphine et de fleur d'orange, de chaque demi-once; mêler et prendre, toutes les demi-heures, les trois quarts d'une cuillerée à bouche, jusqu'à ce que le malade ne vomisse plus et qu'il repose; sinapismes aux pieds.

Le 28, à sept heures du matin, le pouls est filiforme, le visage pâle; la langue blanche, cotonneuse et froide; peau sèche, refroidissement général, les fonctions intellectuelles dans l'état normal; le malade avait eu dans la nuit dix évacuations d'une eau sale floconneuse; il avait vomi six fois, et malgré sa soif, on n'osait plus lui donner à boire; je lui fis donner de l'eau froide, qu'il ne rejeta point. Pendant mon absence, on lui fit prendre de la tisane de camomille, dans laquelle on mit une cuillerée à bouche de baume de vie pour une pinte et demie; mais le malade vomissait toujours. On lui administra aussi deux lavemens d'eau de riz avec addition de douze gouttes de laudanum, et des sinapismes furent placés aux extrémités. Il se plaignait de crampes, et particulièrement aux mollets. Il y avait suppression d'urine quand je le vis de nouveau.

Prescription : Sulfate de kinine quarante grains,

thridace six grains, pour douze pilules, à prendre une de quart d'heure en quart d'heure, jusqu'à la cessation des vomissemens.

Comme les symptômes ci-dessus, ainsi que la diarrhée, avaient augmenté considérablement, que le malade avait des selles involontaires et de nature cholérique, je prescrivis une potion composée comme suit : sulfate de kinine 20 grains, thridace trois grains, eau quatre onces, pour être administrée dans trois demi-lavemens, de demi-heure en demi-heure. Je fis couvrir le malade chaudement, et laissai les sinapismes; on continua la tisane de camomille. Au deuxième lavement et à la troisième pilule, les vomissemens ainsi que la diarrhée avaient cessé, le malade se sentait moins froid. J'ordonnai le troisième lavement, et au bout d'une heure je prescrivis de continuer les pilules toutes les vingt-cinq minutes, en recommandant de cesser tous les remèdes aussitôt que le malade entrerait en transpiration et que le pouls serait élevé, en évitant surtout de découvrir le malade. J'ordonnai également quelques frictions sur toute la colonne vertébrale, avec de l'alcool camphré et de l'esprit de térébenthine, partie égale. Je revis le malade à midi, et j'appris par la garde qu'elle avait cessé toute médication; que le cholérique avaient transpiré, qu'il avait mouillé sept chemises ainsi que son matelas, et qu'il ne voulait

Prescription : Application de dix sangsues à l'épigastre, demi-bain tiède, cataplasme de graine de lin sur les piqûres des sangsues ; le reste du traitement comme ci-dessus.

Le 29, six heures du matin, le pouls est faible, battant quarante-huit pulsations. Le malade est dans une grande débilité ; la langue est pâle ; il avait eu quatre évacuations séreuses vers les quatre heures du matin, accompagnées de légères douleurs dans la région hypogastrique, les urines étaient plus abondantes et plus claires.

Prescription : Tisane de camomillle, demi-once ; graine de lin, deux cuillerées : faites bouillir dans deux pintes d'eau.

Huit heures du soir : le malade est plus mal, la faiblesse est extrême, le pouls presque insensible, la langue était devenue blanche et lâche, suppression d'urine depuis le matin, il avait eu des évacuations blanches et floconneuses au nombre de huit et avait vomi deux fois une eau claire ; les fonctions intellectuelles dans l'état normal, les douleurs de l'épigastre, ainsi que celle de la base de la colonne vertébrale, avaient entièrement cessé ; le malade demandait de l'eau froide, que je lui permis.

Prescription : Sulfate de kinine quarante grains, thridace quatre grains, pour douze pilules, pour être administrées une de demi-heure en demi-heure ; potion pour lavement, sulfate de kinine dix-huit grains, thridace deux grains, eau quatre onces; eau de cannelle demi-once, pour être ajoutée à trois demi lavemens à prendre un toutes les demi-heures; tisane de camomille demi-once dans une pinte d'eau pour boisson. Je fis couvrir le malade chaudement et lui fis appliquer quatre sinapismes préparés à l'eau sur les membres supérieurs et inférieurs, en recommandant de les déplacer dès que le malade ne pourrait plus les supporter; frictionner les tégumens non couverts de sinapismes avec un liniment excitant. Je recommandai aussi de cesser toute médication dès que la réaction aurait lieu, de retirer les sinapismes, à l'exception de ceux des pieds, de découvrir le malade par gradation, mais d'éviter qu'il prenne du froid, de changer ses vêtemens s'ils étaient humides.

Le 30, à huit heures du matin, je trouvai le malade beaucoup mieux, le pouls battait soixante-dix-neuf pulsations par minute, une sueur abondante le couvrait, les urines étaient rouges et sédimenteuses; il avait eu deux évacuations de nature bilieuse, la langue avait repris sa couleur naturelle; il cherchait à dormir, ce qu'il n'avait pas fait pendant le cours de la maladie.

Prescription : Tisane d'orge acidulée froide.

Le 31, le malade était rétabli et l'appétit était revenu; la convalescence fut courte, et le 18 novembre il avait repris son travail.

III.

Théodore Franckville, comédien, âgé de trente-trois ans, d'un tempérament nervoso-sanguin, ayant résidé au lac Pontchartrain, éloigné de trois milles de la Nouvelle-Orléans, pendant tout l'été, avait été atteint, à plusieurs reprises, de fièvres intermittentes; la quantité de pluie qui tomba alors ayant inondé le quartier qu'il habitait, il fut forcé de rentrer à la ville à une époque où la fièvre jaune y exerçait ses ravages.

Le 27 octobre au matin, Franckville fut pris de céphalalgie, et d'une forte fièvre et de douleurs au bas de la colonne vertébrale.

Appelé à midi, je le trouvai dans l'état suivant: pouls dur, battant quatre-vingt-seize pulsations, par minute, douleurs à la colonne vertébrale, les urines étaient rouges et rares, la face et les yeux légèrement rouges, la langue rouge et sèche, constipation, soif, délire.

Prescription: Six sangsues de chaque côté des tempes, et douze au bas de la colonne vertébrale, bain tiède de trois quarts d'heure, cataplasme de farine de lin sur les piqûres des sangsues et tisane de graine de lin acidulée avec du jus de citron, lavement émollient.

A huit heures du soir, amélioration dans tous les symptômes; le pouls était à quatre-vingt-quatre pulsations, le délire avait cessé, le malade ne ressentait plus qu'une légère céphalalgie.

Prescription: Bain de pied sinapisé, tisane comme ci-dessus, diète.

Le 28, à sept heures du matin, le pouls était à quatre-vingt-douze pulsations, douleurs dans l'épigastre, la céphalalgie avait augmenté, la langue était rouge, le malade avait des envies de vomir, les urines étaient rouges et rendues en petite quantité, pas de sommeil.

Prescription : Quatre sangsues de chaque côté des tempes et dix à l'épigastre; cataplasmes de farine de lin sur les piqûres des sangsues, même tisane que la veille, lavement de décoction de lin avec addition de sel de nitre, demi-once huile d'olive, quatre cuillerées, bain de pied sinapisé.

A cinq heures du soir amélioration notable, le pouls est à quatre-vingt-quatre pulsations, le malade a eu une évacuation de nature séreuse; les urines sont plus abondantes et moins rouges.

Prescription : Tisane comme ci-dessus, bain de pied sinapisé, potion calmante, composée comme suit: eau gommée quatre onces, sirop de morphine trois gros, thridace trois grains, sirop de fleur d'oranger demi-once, à prendre une cuillerée toutes les heures; lavement de graine de lin avec quatre cuillerées d'huile d'olive.

Le 29 à sept heures du matin, je trouvai le malade

assez bien, le pouls dans l'état normal, ictère bien prononcée, particulièrement sur la poitrine, les ailes du nez et les conjonctives, la langue saburrale; le malade a dormi, le lavement a procuré deux évacuations de nature séreuse, les urines sont comme dans l'état normal, le malade demande à changer.

Prescription : Eau froide acidulée pour boisson, crême de pain et bouillon de poulet, avec un peu de vermicelle en petite quantité ; je regardai le malade comme entrant en convalescence.

A minuit, je fus appelé, et le trouvai très faible ; le pouls était insensible à la radiale, les extrémités froides, la voix presque éteinte, diarrhée et vomissement de matières de nature cholérique, crampes dans les membres supérieurs et aux mollets.

J'appris par le garde que le malade s'était mis en colère ; qu'il avait mangé de la volaille et d'autres alimens ; la langue était humectée, froide et cotonneuse, face pâle, yeux enfoncés, nez effilé, extrémités froides de même que l'haleine, les fonctions intellectuelles étaient dans l'état normal.

Prescription : Pilule de thridace et de kinine ; une de cinq minutes en cinq minutes jusqu'à six, ensuite de quart d'heure en quart d'heure, jusqu'au moment où le pouls s'élèverait ; alors donner les pilules toutes les vingt-cinq minutes jusqu'à la réaction.

Lavement composé de camomille, une livre, kinine huit grains, thridace trois grains; à prendre de demi-heure en demi-heure jusqu'à trois; application de sinapismes aux extrémités supérieures, et inférieures sur le thorax et l'abdomen; tisane de camomille froide, friction sur toute la colonne vertébrale, avec un liniment d'alcool camphré et essence de térébenthine, quatre onces de chaque, ammoniac liquide deux onces.

Le 30 à sept heures du matin: état du malade, pouls battant cent dix pulsations, la langue sèche, plus de vomissement, la chaleur est générale, il y a de légères douleurs à l'épigastre, soif; la suppression des urines persiste, le malade a transpiré abondamment et a eu des évacuations de nature bilieuse.

Prescription : Tisane d'orge et de graine de lin acidulée, cataplasme de farine de lin à l'épigastre, compresse imbibée d'alcool camphré et esprit de térébenthine parties égales, pour être appliquée au bas de la colonne vertébrale; crême de pain.

A ma visite d'une heure, le pouls est à l'état normal; le malade a uriné, et les urines déposent un sédiment.

Le 31, quatrième jour à dater de l'invasion, le malade est en pleine convalescence; et le mieux ayant continué, il a été capable de reprendre ses travaux habituels, quelques jours après.

Le malade a pris en tout quatre-vingt-quatre grains de kinine, et quatorze grains de thridace à l'intérieur.

IV.

Patriche Stevens, Irlandaise, âgée de vingt-trois ans, blanchisseuse, d'une constitution bilieuse, fut prise, dans la nuit du 26 octobre, d'une légère diarrhée; néanmoins elle continua son travail toute la journée du 27. Je la vis le même jour à onze heures du soir, je trouvai la malade dans l'état suivant : pouls nul à la radiale et à la brachiale, face froide et décomposée; langue blanche, froide, large et humectée; haleine froide, nez effilé et froid, voix presque éteinte; les extrémités supérieures infiniment froides; la malade sentait un froid général à l'extérieur et une forte chaleur interne, altération, suppression d'urine, vomissement et diarrhée abondante et de nature cholérique, fortes crampes, les fonctions intellectuelles dans l'état normal.

Prescription : Couvrir le malade de sinapismes aux extrémités supérieures et inférieures, sur le thorax et l'abdomen, en recommandant de les déplacer s'ils occasionaient de la douleur; pilules de kinine et thridace, une toutes les cinq minutes jusqu'au nombre de quatre; ensuite de quart d'heure en quart d'heure jusqu'à huit, et continuer ensuite toutes les vingt-cinq minutes jusqu'à la réaction ; un lavement froid avec kinine huit grains, thridace deux grains dans une livre d'eau de camomille, à prendre toutes les vingt minutes, jusqu'à ce que la diarrhée soit arrêtée; tisane de camomille et de baume de vie; frictions sur les parties non couvertes de sinapismes et sur la colonne vertébrale; diète ; recommandation de suspendre toute médication interne et externe, à l'exception des sinapismes aux jambes, aussitôt que la réaction aura lieu, découvrir alors la malade, mais par degré.

Le 28, à neuf heures du matin, la malade est mieux; la réaction a eu lieu après l'administration de kinine quatre-vingt-quatre grains, et thridace quatorze grains; et en lavement kinine vingt-quatre grains, et thridace six grains. Les crampes et les vomissemens ont cessé dès la sixième pilule; le pouls battait quatre-vingt-seize pulsations, la langue était sèche, altération, légère douleur à l'épigastre; les urines rendues en petite quantité, rouges et sédimenteuses ; deux garderobes bilieuses.

Prescription : Grand cataplasme de farine de graine de lin sur l'épigastre, deux lavemens émolliens, tisane froide de graine de lin acidulée; diète tant que les symptômes ci-dessus existeront, ensuite la mettre au régime farineux.

Je ne revis plus la malade ; mais j'appris qu'elle

s'était rétablie et avait repris ses travaux journaliers.

V.

William Ferguson, âgé de trente-deux ans, menuisier, d'un tempérament nerveux, sujet à des spasmes, était atteint depuis deux jours, 26 et 27 octobre, d'une diarrhée.

Appelé le 27, à dix heures du soir, je le trouvai dans l'état suivant :

Pouls nul à la radiale, insensible à la brachiale; refroidissement général, face décomposée; langue blanche, humectée, froide et cotonneuse; peau couverte d'une sueur froide et collante, voix presque éteinte, urines nulles depuis quatorze heures; tête froide, fortes crampes, vomissemens, diarrhée abondante et de nature cholérique, douleurs sourdes à l'abdomen, altération, insomnie, les fonctions intellectuelles dans l'état normal; le malade était frappé de la crainte de la mort.

Prescription : Quarante grains de kinine, six grains de thridace, pour douze pilules, à prendre une de quart d'heure en quart d'heure, jusqu'à l'amélioration des symptômes; ensuite une toutes les demi-heures jusqu'à la réaction; lavemens de kinine huit grains, et thridace deux grains, dans une chopine d'eau de camomille, à prendre un tous les quarts d'heure jusqu'à ce que la diarrhée cesse, ensuite un autre demi-heure après; couvrir le malade de sinapismes sur le thorax et l'abdomen, et aux extrémités supérieures et inférieures ; frictions sur les parties non couvertes de sinapismes, avec un iniment excitant composé d'alcool camphré, esence de térébenthine et d'alcool cantharidé, de haque quatre onces, ammoniaque liquide une nce; pour tisane, une pinte d'eau de camomille, vec addition de baume de vie deux cuillerées; écommandation de cesser toute médication inerne et externe au moment de la réaction, à 'exception des sinapismes aux pieds, qui ne seaient enlevés que demi-heure après la réaction.

Si cependant le malade se plaignait des sinaismes, on les enlèverait.

Le 28 au matin ; j'appris que la réaction avait u lieu à la seizième pilule et au cinquième laveent ; les crampes, la diarrhée et les vomissemens vaient cessé à la cinquième pilule et au deuxième avement.

Le malade avait reposé ensuite et se trouvait oulagé. J'appris par le malade, qu'il avait usé de on remède avec plaisir et facilité jusqu'au moent de la réaction, où il éprouva alors un dégoût t une répugnance insurmontable à le continuer, t il ne désirait plus que de l'eau ou de la limoade froide, dont je permis l'usage. Le pouls tait à quatre-vingt-cinq pulsations ; les évacuations bilieuses, les urines rouges et sédimenteuses, la langue sèche, légère altération; il s'était déclaré une blenorrhagie pour laquelle il avait été traité, selon le rapport qui me fut fait, par le baume de copahu et le sel de saturne, et dont il se croyait guéri.

Prescription : Eau d'orge nitrée; légère nourriture farineuse, si le malade a le désir de manger.

Deux jours après, le malade était en pleine convalescence, et quelque temps ensuite je le traitai pour sa blénorrhagie syphilitique qui a disparu à la suite d'un traitement antisyphilitique.

VI.

Mc Williams, Irlandais, âgé de trente-huit ans, tailleur de pierre, d'un tempérament sanguin, depuis plusieurs années dans le pays, fut pris, le 26 octobre au matin, de diarrhée.

Appelé le 27, à onze heures du soir, je le trouvai dans l'état suivant: vomissement continuel, garderobe à toute minute, pouls nul à la radiale et à la brachiale, refroidissement de tous les membres, la tête, les oreilles et les tempes froides, face décomposée, langue blanche et cotonneuse, comme si elle ne tenait pas dans la bouche, crampes insupportables dans tous les membres, suppression d'urine, soif intense, fonctions intellectuelles dans l'état normal.

Prescription : Sulfate de kinine quarante grains, thridace six grains pour douze pilules (rouler les pilules dans de la cannelle en poudre), à prendre une toutes les cinq minutes jusqu'au nombre de quatre, en continuer l'administration à raison d'une toutes les vingt minutes, jusqu'à la réaction, en recommandant de faire faire de nouvelles pilules en cas d'insuffisance des premières ; lavemens d'eau de camomille une livre, kinine huit grains, thridace deux grains, pour être donnés toutes les vingt minutes, jusqu'au nombre de quatre ; tisane froide d'eau de camomille une pinte, et baume de vie deux cuillerées ; couvrir le malade et appliquer des sinapismes aux extrémités supérieures, des frictions sur le thorax et l'abdomen ; frictionner sur la colonne vertébrale et la partie non couverte de sinapisme avec un liniment composé d'alcool camphré, alcool de kina, alcool de cantharides, de chaque quatre onces, essence de térébenthine quatre onces. Recommandation de suspendre toute médication externe et interne, au moment de la réaction ; laisser cependant les sinapismes aux jambes, ne découvrir le malade que par degré, en évitant tout refroidissement.

A dix heures du matin, j'appris que la réaction avait eu lieu à la dix-neuvième pilule, que les vomissemens et les crampes avaient entièrement cessé à la quatrième pilule, que la diarrhée s'était arrêtée au troisième lavement, et qu'enfin le pouls était revenu à la quatorzième pilule.

État du malade : Pouls quatre-vingt-huit pulsations, transpiration, langue sèche, soif. Trois évacuations bilieuses, douleurs dans l'épigastre. La suppression d'urine persistait toujours.

Prescription : Tisane d'orge et de graine de lin, de chaque une cuillerée dans une pinte d'eau acidulée avec du jus d'orange et sucré, cataplasme de farine de lin sur la région épigastrique, enlever les sinapismes aux jambes et les remplacer par des cataplasmes chauds, frictions au bas de la colonne vertébrale, avec alcool camphré et essence de térébenthine partie égale, légère nourriture, et en petite quantité.

Le 29 à dix heures du matin, le malade était en convalescence, et j'appris qu'il avait repris ses travaux habituels.

VII.

Félicité Jean-Baptiste, négresse libre, âgée de cinquante-six ans, d'un tempérament bilieux, avait, depuis plusieurs jours, la diarrhée. Je la vis le 28 octobre, et la trouvai dans l'état suivant :

Pouls nul, face décomposée, langue blanche, raide, humectée et cotonneuse, les extrémités froides, la voix presque éteinte, suppression d'urine, crampes, vomissemens et diarrhée que rien ne pouvait arrêter; altération, peau humectée, couverte d'une sueur froide et collante, insomnie, haleine froide, les fonctions intellectuelles dans l'état normal. Elle avait été traitée avec des remèdes dits anticholériques, tels que la camomille, baume de vie, camphre, laudanum, etc. Elle avait été frictionnée avec un liniment excitant, et couverte de sinapismes.

Prescription : Sulfate de kinine trois grains tous les quarts d'heure, avec addition de quelques gouttes d'essence de menthe, jusqu'à la réaction, lavement de kinine six grains, avec quelques gouttes de laudanum, tous les quarts d'heure, jusqu'à ce que la diarrhée cesse. Éloigner les doses de kinine à l'amendement des symptômes.

Le soir, je trouvai la malade à l'agonie et dans un état d'asphixie qui ne permit plus aucun traitement. La malade succomba.

Je ne pus faire l'autopsie.

Remarque: Si je donne l'observation ci-dessus sans l'autopsie, c'est pour faire connaître qu'à cette époque je croyais que la kinine unie aux autres antispasmodiques était suffisante.

VIII.

Corine Borne, âgée de cinq ans, avait une diarrhée depuis plusieurs jours.

Appelé le 28 octobre, à dix heures du matin, je trouvai son pouls filiforme, face décomposée, la langue froide, blanche et humectée, les yeux caves, la voix éteinte, le nez effilé. Il y avait vomissemens et de la diarrhée de nature cholérique, suppression d'urine, crampes, altération, fonctions intellectuelles dans l'état normal.

L'enfant avait déjà pris plusieurs médicamens dits anticholériques, tels qu'essence de menthe, eau de camomille avec addition de baume de vie, etc.

Prescription : Sulfate de kinine quatre grains, et camphre un demi-grain, à une seule dose, pour être administré tous les quarts d'heure, jusqu'au nombre de quatre.

Tisane froide de camomille et de baume de vie, sinapismes aux extrémités supérieures et inférieures, et un sur l'abdomen.

Je retournai une heure après, l'enfant avait tout vomi, et les symptômes ci-dessus persistaient.

Nouvelle prescription : Une demi-pilule tous les quarts d'heure, ensuite continuer leur usage à un tiers, en mettant vingt-cinq minutes d'intervalle, jusqu'à la réaction. Trois lavemens composés chacun : de kinine quatre grains, thridace un grain dans huit onces d'eau de camomille ; couvrir l'enfant ; tisane de camomille comme ci-dessus, frictions avec un liniment excitant sur la colonne vertébrale et sur les parties non couvertes de sinapismes.

Le même jour, à quatre heures du soir, j'appris que les symptômes s'étaient améliorés dès la troisième demi-pilule, et dès le deuxième lavement. Enfin, que la réaction avait eu lieu à la septième demi-pilule et au troisième lavement. Je trouvai le pouls de l'enfant à soixante-douze pulsations, la peau chaude et couverte de sueur, la langue était sèche, altération, légère douleur à l'épigastre, plusieurs évacuations de matière séreuse, les urines étaient rendues en petites quantités.

Prescription : Tisane d'orge acidulée, légère nourriture.

L'enfant s'est entièrement rétabli.

Remarque : On voit dans l'observation ci-dessus que la maladie avait empiré avec le kinine et le camphre, et qu'elle ne doit sa guérison qu'à la thridace, unie à la kinine.

IX.

Madame Auguste Douce, âgée de trente-huit ans, d'un tempérament nerveux sanguin, avait depuis plusieurs jours une diarrhée et un malaise général.

Appelé dans la nuit du 28 octobre, à onze heures, je la trouvai dans l'état suivant : pouls nul à la radiale, et insensible à la brachiale, refroidissement général; la langue blanche et cotonneuse; peau sèche, fortes crampes aux extrémités supérieures et inférieures, particulièrement aux mollets; suppression d'urine depuis la veille; altération. La malade avait eu quatorze évacuations de nature cholérique, ainsi que des vomissemens; fonctions intellectuelles dans l'état normal; la malade était frappée de la crainte de mourir.

On avait couvert la malade de synapismes, et administré la tisane de camomille et le baume de vie de Lelièvre, ainsi que deux pilules de kinine et de thridace, à demi-heure d'intervalle.

Prescription : Pilules, une toutes les dix minutes jusqu'au nombre de quatre, et continuer toutes les vingt minutes jusqu'à la réaction; frictionner la malade avec le même liniment excitant et sur les parties non couvertes de sinapismes et sur la colonne vertébrale; trois lavemens froids composés chacun de kinine six grains, et thridace deux grains, dans une livre d'eau de camomille; tisane comme ci-dessus. Recommandation de suspendre toute médication aussitôt que la réaction aurait lieu; ne laisser que les sinapismes aux jambes.

Le 29, à neuf heures du matin, j'appris que la réaction avait eu lieu après l'administration de onze pilules et des trois lavemens; le pouls à soixante-quatorze pulsations par minute, la langue est rouge et sèche, soif; la malade a transpiré.

Deux évacuations de nature bilieuse, les urines étaient légèrement rouges et sédimenteuses.

Prescription : Eau froide acidulée et régime blanc.

Je revis la malade peu de jours après, elle était en pleine convalescence.

X.

Louise-Laurence George, enfant de couleur libre, âgée de neuf ans, demeurant au faubourg Marigny, ayant éprouvé une diarrhée depuis deux jours.

Appelé le 28, à dix heures du matin, l'on m'apprit que plusieurs remèdes, dits anticholériques, lui avaient été administrés sans succès.

État du malade : Pouls nul, les extrémités supérieures et inférieures froides, la peau couverte d'une sueur froide et collante; la langue froide, humectée et cotonneuse; fortes crampes dans tous les membres, vomissemens et diarrhée de nature cholérique et en quantité, altération, insomnie, les fonctions intellectuelles dans un état normal, suppression d'urine.

Prescription : Prenez kinine dix-huit grains, thridace trois grains, dans de l'eau distillée quatre onces, eau de cannelle une once, sirop de sucre une once, mêlés, à prendre demi-cuillerée à soupe toutes les cinq minutes, jusqu'à la diminution dans les symptômes ; continuer ainsi tous les quarts d'heure jusqu'à cessation des vomissemens et des crampes, et successivement toutes les vingt-cinq minutes jusqu'à la réaction ; lavement de kinine quatre grains, et thridace un grain dans huit onces d'eau de camomille, à prendre un tous les quarts d'heure jusqu'à ce que la diarrhée ait cessé, et un autre une demi-heure après ; tisane de camomille demi-pinte, et baume de vie de Lelièvre une cuillerée, en recommandant de suspendre tout remède au moment de la réaction.

A ma visite, à cinq heures du soir, l'enfant était mieux; on m'apprit que la réaction avait eu lieu à la onzième cuillerée de la potion ci-dessus, et au troisième lavement. Le pouls battait cent dix pulsations, langue sèche et altération; les urines ont coulé, et sont sédimenteuses; il avait eu quelques évacuations bilieuses.

Prescription : Tisane délayante acidulée, légère nourriture.

Le mieux ayant continué de jour en jour, l'enfant a recouvré une parfaite santé.

XI.

Marie, négresse libre, faubourg Sainte-Marie, âgée de vingt-six ans, blanchisseuse, d'une mauvaise santé depuis dix-huit mois, et non réglée depuis cette époque; sujette depuis plusieurs années à des affections hystériques; elle avait eu trois enfans.

Le 28 octobre au matin, je fus appelé, et j'appris que la malade avait depuis deux jours une diarrhée, et que, quoique faible, elle avait continué à travailler jusqu'au moment où je la vis; je la trouvai dans l'état suivant :

Pouls entièrement nul à la radiale et insensible à la brachiale, refroidissement général, yeux enfoncés, face décomposée; langue froide, blanche, humectée et cotonneuse; la voix presque éteinte, suppression d'urine depuis la veille; elle était tourmentée par des crampes très fortes, et par des vomissemens; depuis six heures du matin elle avait eu treize évacuations de nature cholérique; altération, insomnie, les fonctions intellectuelles dans l'état normal.

Prescription : Une pilule toutes les dix minutes au nombre de trois, et ensuite tous les quarts d'heure jusqu'à l'amélioration des symptômes, et continuer une toutes les demi-heures jusqu'à la réaction; lavement de kinine huit grains, et thridace deux grains, dans une pinte d'eau de camomille, un tous les quarts d'heure jusqu'à la cessation de la diarrhée, et un autre ensuite une demi-heure après. Je laissai de plus au malade huit pilules de thridace, un grain chaque pilule, pour être prises une toutes les vingt minutes, ou à un intervalle plus rapproché, si les crampes et les vomissemens ne cessaient pas après l'administration des premières pilules; frictions, tisane et sinapismes, de même que dans l'observation précédente; même recommandation que ci-dessus.

Le soir, je trouvai la malade dans une transpiration abondante; il s'était déclaré une éruption sur tout le corps, particulièrement sur les parties génitales, de nature syphilitique; les menstrues ont reparu en abondance; le pouls est à quatre-vingt-seize pulsations, la langue est sèche, légère douleur à la région épigastrique, la suppression des urines persistait, les évacuations étaient bilieuses, la malade a reposé quelques momens. J'appris que la réaction avait eu lieu pendant la nuit à la dix-septième pilule et au quatrième lavement; que les crampes et les vomissemens avaient cessé à la sixième des pilules ordinaires et à la cinquième de celles composées seulement de thridace; amendement des autres symptômes.

Prescription : Tisane de farine de graine de lin et d'orge, avec addition d'une tête de laitue; frictions à la base de la colonne vertébrale, avec alcool camphré et essence de térébenthine, partie égale, et laisser une compresse imbibée du même liniment sur la même partie; cataplasme de farine de lin sur la région épigastrique; légère nourriture farineuse, si la malade désire manger.

Le 29, je revis la malade, qui se sentait bien, à une grande faiblesse près; et, me l'ayant permis, je la mis au traitement antisyphilitique, à la suite duquel elle fut débarrassée de son ancienne incommodité.

Le 14 février, Marie jouit d'une santé parfaite.

XII.

Marguerite Tamson, native d'Écosse, blanchisseuse, âgée de trente-huit ans, depuis huit jours dans le pays, d'un tempérament sanguin, bien constituée et bien réglée, éprouva, le 28 octobre au matin, un très fort frisson, avec céphalalgie et des douleurs insupportables au bas de la colonne vertébrale.

Appelé le même jour à quatre heures du soir, je trouvai la malade dans l'état suivant: fièvre et céphalalgie très forte, douleurs au bas de la colonne vertébrale, ainsi qu'à l'épigastre; face animée, yeux rouges et injectés, peau sèche et chaude, pouls très fort, battant quatre-vingt-douze pulsations par minute, les urines rouges et rendues en petite quantité, altération, suppression des selles depuis la veille.

Prescription : Saignée de vingt onces, bain tiède d'une heure, tisane de graine de lin et gomme arabique, de chaque une cuillerée acidulée avec du jus de citron; diète. On lui donnera un peu de crème de riz, si la malade demande quelque nourriture.

Le 29, à sept heures du matin, face moins animée, yeux moins rouges, le pouls moins fort, mais aussi fréquent, la céphalalgie et les douleurs du sternum persistaient toujours, la langue était dans le même état, ainsi que les urines.

Prescription : Dix-huit sangsues au bas de la colonne vertébrale, et six à chaque tempe, deux cataplasmes de farine de lin sur les piqûres des sangsues, le reste du traitement comme ci-dessus.

A six heures du soir, amendement dans tous les symptômes; mais le pouls, quoique moins dur, battait toujours avec la même fréquence. Bain tiède d'une heure, tisane de graine de lin, eau gommée trois onces, eau de fleurs d'oranger une once, sirop de morphine une demi-once, thridace deux grains, et sirop de fleurs d'oranger une demi-once, à prendre tous les trois quarts d'heure une cuillerée à bouche; lavement de graine de lin avec addition de quatre cuillerées d'huile d'olive.

Le 30, à sept heures du matin, je trouvai le malade dans l'état suivant : le pouls battait soixante-douze pulsations, les conjonctives et les ailes du nez étaient jaunes, ainsi que le thorax; douleurs dans l'épigastre; vomissemens de matières brunâtres tirant sur le noir, moment de délire, la langue sèche et rouge sur les bords, urines rares, altération, constipation.

Prescription : Vingt sangsues sur l'épigastre, cataplasmes de farine de graine de lin pour couvrir l'épigastre jusqu'à l'os pubis, sinapismes aux pieds, lavement de graine de lin acidulé, diète, potion composée d'eau gommée quatre onces, fleurs d'oranger une once, thridace quatre grains, sirop de morphine et de fleurs d'oranger de chaque une demi-once; recommandant que toutes les boissons soient prises froides.

A trois heures après-midi, amendement général; le pouls était à soixante-cinq pulsations par minute; les vomissemens avaient cessé; la langue était humectée; deux évacuations, la première de matière endurcie, la seconde séreuse et fétide; l'ictère était bien prononcée et s'étendait sur la face et la poitrine, ainsi que sur les conjonctives et les ailes du nez; les urines étaient abondantes, et je crus que la malade allait entrer en convalescence.

A dix heures du soir, je trouvai la malade pire; la langue était devenue blanchâtre et légèrement froide, ainsi que la tête, les oreilles et le nez, quelques vomissemens avaient eu lieu, et la malade demandait de l'eau froide, que je lui fis donner. Le pouls était à peine sensible, la malade avait eu dix-sept évacuations, les trois premières séreuses, les autres claires et floconneuses; suppression totale d'urine, les extrémités étaient glacées, surtout les inférieures; elle demandait à être couverte, disant qu'elle éprouvait un frisson violent dans la colonne vertébrale; les fonctions intellectuelles comme dans l'état normal. J'appris qu'à cinq heures elle avait mangé à peu près huit cuillerées de crème de riz, et que, dans les vomissemens qui avaient eu lieu, elle avait rendu seulement des matières liquides et non ce qu'elle avait mangé.

Prescription : Pilules de kinine et de thridace, comme dans les observations précédentes, à prendre toutes les vingt-cinq minutes, potion *idem*, comme les précédentes, pour être ajoutée à trois demi-lavemens à prendre tous les trois quarts d'heure, sinapismes et frictions excitantes, tisane de camomille.

Le 31, à ma visite du matin, la malade se trouvait parfaitement bien, la réaction avait eu lieu après l'administration de treize pilules et trois lavemens. Il lui restait seulement une légère douleur dans l'épigastre. J'ordonnai un cataplasme de farine de graine de lin sur cette partie, et un régime blanc; le mieux ayant continué, je la revis quelques jours après, elle avait repris son ouvrage.

XIII.

Constance, négresse, appartenant à M. Faget, âgée de 30 ans, d'un tempérament nerveuxet très délicat, d'une santé faible, était indisposée depuis deux jours par de légères douleurs dans la région hypogastrique; crampes et une faiblesse générale; elle avait des évacuations liquides. Malgré ces symptômes, cette négresse continua toujours travailler jusqu'au moment où je fus appelé (28 octobre, six heures du soir). Je la trouvai dans l'état suivant :

Pouls filiforme, face décomposée, langue froide, blanche, humectée et cotonneuse, yeux enfoncés, nez effilé; refroidissement général, douleur au thorax, suppression d'urine, fortes crampes dans tous les membres, vomissement et diarrhée considérable, de nature cholérique, altération, insomnie, les fonctions intellectuelles dans l'état normal.

Prescription : Une pilule toutes les cinq minutes, jusqu'à amendement des symptômes; ensuite tous les quarts d'heure, puis toutes les cinq minutes, jusqu'à la réaction; lavement de kinine six grains, et thridace deux grains dans une chopine d'eau de camomille à prendre un tous les quarts d'heure, jusqu'à la cessation de la diarrhée, et un autre demi-heure après; le reste du traitement et les mêmes attentions à avoir au moment de la réaction comme dans les précédentes observations.

Elle va beaucoup mieux le 29 octobre, la réaction a eu lieu à la onzième pilule, les symptômes avaient cessé à la cinquième, le pouls était à quatre-vingt-deux pulsations, la langue un peu sèche, soif, les urines rouges, les évacuations bilieuses et rendues en petite quantité, les autres fonctions dans l'état normal; la malade a beaucoup transpiré, et transpire encore.

Prescription : Tisane délayante, légère, acidulée, nourriture farineuse; pleine convalescence les jours suivans, et retour à la santé.

XIV.

Mademoiselle Maryer Baker, de Philadelphie, couturière, âgée de vingt-huit ans, d'un tempérament nerveux, d'une constitution délicate, sujette à des affections hystériques, fut prise, le 27 octobre, d'une diarrhée, sans cependant cesser son travail jusqu'au 28 au matin, jour où je fus appelé. Je trouvai la malade dans l'état suivant: Pouls filiforme, face décomposée et froide, langue blanche et froide, les extrémités froides aussi, voix faible, tête froide, suppression d'urine, vomissemens et diarrhée d'une n ature cholérique, crampes aux extrémités, principalement aux mollets, fonctions intellectuelles dans l'état normal, altération.

Prescription. Pilule de kinine et de thridace, une toutes les dix minutes, jusqu'au nombre de trois, ensuite toutes les vingt minutes pendant une heure, et continuer, après, toutes les demi-heures, jusqu'à la réaction; trois lavemens froids composés de kinine six grains, et thridace deux grains, à prendre de demi-heure en demi-heure; sinapismes aux extrémités inférieures et supérieures, sur le thorax et l'abdomen; frictions sur la colonne vertébrale, ainsi que sur la partie non couverte de sinapisme; tisane froide de camomille et de baume de vie; diète.

Le 29, à onze heures du matin, j'appris que les crampes et les vomissemens avaient cessé à la troisième pilule, et que la réaction avait eu lieu à la onzième pilule et au troisième lavement.

Je trouvai le pouls à soixante-quatorze pulsations par minute, langue sèche, soif; il y avait eu une évacuation de nature bilieuse, les urines assez abondantes et sédimenteuses.

Prescription. Tisane d'orge acidulée, un lavement d'eau de riz, légère nourriture.

Je ne revis la malade que trois jours après, elle était en pleine convalescence.

XV.

Emma Grims, âgée de dix-sept ans, chez mademoiselle Mimi Volant, rue Sainte-Anne, d'un tempérament lymphatique ; ayant une diarrhée depuis plusieurs jours, avec faiblesse générale, et la maladie ayant empiré, je fus appelé le 29 octobre, à sept heures du matin.

Etat du malade : Pouls nul, face décomposée et froide, langue froide et humectée, blanchâtre et cotonneuse, crampes horribles dans tous les membres supérieurs et inférieurs, vomissemens et diarrhée considérable et de nature cholérique ; la peau était couverte d'une sueur froide et collante, refroidissement général, la voix presque éteinte, douleur au thorax, suppression d'urine depuis vingt-quatre heures, altération, insomnie, les fonctions intellectuelles sont dans l'état normal.

Prescription : Une pilule toutes les dix minutes au nombre de trois, ensuite une tous les quarts d'heure, jusqu'à amendement dans les symptômes, et continuez ainsi une toutes les demi-heures, jusqu'à la réaction ; lavement de kinine huit grains, et thridace deux grains, dans une chopine d'eau de camomille, à prendre un tous les quarts d'heure jusqu'à ce que la diarrhée cesse, et un autre demi-heure après ; le reste du traitement et frictions comme dans les observations précédentes, et mêmes précautions à prendre au moment de la réaction.

Je laissai aussi plusieurs pilules composées seulement de thridace un grain chaque, pour favoriser les premières, et à prendre dans l'intervalle, jusqu'à la cessation des symptômes.

Je revis la malade dans l'après-dîner, elle était mieux. Le pouls battait cent dix pulsations, elle était dans une transpiration abondante, la langue était sèche; elle avait eu quelques évacuations de nature bilieuse; la suppression d'urine persistait.

La réaction avait eu lieu à la vingtième pilule et au troisième lavement, et à la cinquième pilule de thridace ; les vomissemens et les crampes avaient cessé à la septième pilule, et la diarrhée avait disparu au deuxième lavement.

Prescription : Friction sur la base de la colonne vertébrale avec alcool camphré et esprit de térébenthine partie égale, tisane délayante acidulée, légère nourriture farineuse, si la malade en désire.

Le 30, il n'y avait plus qu'une grande faiblesse : la convalescence a été longue; mais, au bout de dix-huit jours, elle recouvra entièrement la santé.

XVI.

Montplaisir, nègre esclave, appartenant à madame veuve Venderlinden, âgé de trente-six ans, bien constitué, d'un tempérament sanguin, était atteint depuis quelques jours de diarrhée, qu'il laissa subsister sans cesser son travail et sans faire aucun remède.

Appelé le 29 octobre à dix heures du matin, état du malade: pouls nul à la radiale, sensible à la brachiale, refroidissement général, crampes dans tous les membres, diarrhée de nature cholérique, face décomposée, langue froide, humectée et cotonneuse, yeux caves, nez effilé, toutes les extrémités froides, la voix presque éteinte, suppression des urines, altération, insomnie, les fonctions intellectuelles dans l'état normal, le malade était frappé de l'idée d'une mort prochaine.

Prescription : Pilules une tous les cinq minutes jusqu'à trois, ensuite tous les quarts d'heure, jusqu'à ce que la diarrhée cesse, et continuer toutes les vingt-cinq minutes jusqu'à la réaction; lavement froid de kinine huit grains et thridace deux grains dans une livre d'eau de camomille, un toutes les quinze minutes jusqu'au nombre de trois. Tisane, frictions et sinapismes, de même que dans les observations précédentes, même recommandation pour le déplacement des sinapismes, et la cessation de toute médication dès la réaction.

Le même jour, huit heures du soir, j'appris que tous les symptômes ci-dessus avaient disparu à la cinquième pilule, et que la réaction avait eu lieu à la neuvième pilule, ainsi qu'au troisième lavement; je trouvai le pouls battant quatre-vingt-deux pulsations, langue sèche, altération, les urines avaient coulé et déposaient un sédiment, quelques évacuations de nature bileuse; du reste le malade se sentait beaucoup mieux.

Prescription : Limonade froide, légère nourriture pendant quelques jours.

Je revis le malade entièrement rétabli et ayant repris ses travaux.

XVII.

Je fus appelé, le 29 octobre, à neuf heures du soir, chez madame Lodin, pour un enfant de couleur, âgé de sept ans, d'un tempérament nerveux, qui avait une diarrhée depuis plusieurs jours, et pour laquelle on avait déjà employé des remèdes anticholériques, tels que de l'eau de camomille avec le baume de vie, du camphre, du laudanum, combinés avec de l'essence de menthe, etc., des frictions avec un liniment excitant et des sinapismes aux extrémités supérieures et inférieures: tous ces moyens ayant été employés sans succès; je trouvai l'enfant dans l'état suivant:

Pouls nul, langue froide, face décomposée, des crampes, vomissemens et diarrhée abondante de nature cholérique, suppression d'urine, la peau sèche, les tempes, le nez et les oreilles froids, les extrémités froides, langue humectée, blanche et cotonneuse, altération, haleine froide, insomnie, les fonctions intellectuelles dans l'état normal.

Prescription : Sulfate de kinine vingt grains, thridace trois grains, eau quatre onces, eau de cannelle une once, sirop naturel une once, mêlé, à prendre une demi-cuillerée toutes les dix minutes jusqu'à diminution des symptômes, ensuite trois quarts de cuillerée tous les quarts d'heure jusqu'à la cessation des symptômes, et continuer ainsi toutes les vingt-cinq minutes jusqu'à la réaction; lavement froid de kinine quatre grains et thridace un grain dans huit onces d'eau de camomille, à prendre un tous les quarts d'heure jusqu'à ce que la diarrhée ait cessé, et un autre ensuite demi-heure après; tisane froide de camomille demi-pinte et de baume de vie une cuillerée, continuation des frictions sur toute la colonne vertébrale et laisser les sinapismes, en ajouter un autre depuis le thorax jusqu'à l'os pubis.

Le 30, à six heures du matin, l'enfant était bien, j'appris que la réaction avait eu lieu à la treizième dose et au troisième lavement; le pouls battait quatre-vingt-seize pulsations, la langue était sèche; il y a altération, quelques selles bilieuses, la transpiration a été très abondante, il avait mouillé huit chemises, se plaignant d'une dureté d'oreille: l'enfant demande à manger.

Prescription : Tisane d'orge acidulée avec du jus

de citron, légère nourriture, en petite quantité, et d'un régime farineux, le mieux a continué; et quand je revis quelques jours après l'enfant, il était parfaitement rétabli.

XVIII.

Joseph Balar, Français, depuis quinze jours dans le pays, demeurant chez M. Leroux, âgé de 26 ans, charpentier, d'un tempérament sanguin, fut pris, le 29 octobre, à six heures du matin, sans aucune indisposition préalable, d'une forte fièvre avec frisson et céphalalgie.

Appelé le même jour à sept heures, je trouvai le malade dans l'état suivant : le pouls très fort et dur, battant quatre-vingt-dix-neuf pulsations par minute ; céphalalgie et douleurs insupportables au bas de la colonne vertébrale ; langue rouge et sèche surtout à ses bords ; face très animée, yeux rouges et injectés, les urines rendues en petite quantité et très rouges ; altération très forte ; constipation.

Prescription : Diète ; une saignée au bras de seize onces ; bain tiède d'une heure, tisane de graine de lin acidulée avec de la gelée de groseille, application de douze sangsues au bas de la colonne vertébrale, et cataplasme émollient sur les piqûres des sangsues ; lavement émollient.

Le soir, à six heures, amélioration dans l'état du malade ; il ne ressentait plus qu'une céphalalgie très légère, et les douleurs du bas de la colonne vertébrale avaient beaucoup diminué.

Même prescription, moins les sangsues, et saignée.

Le 30, à sept heures du matin : augmentation des douleurs au bas de la colonne vertébrale ; les urines étaient toujours rouges et rendues en petite quantité ; le malade n'avait pas reposé pendant la nuit ; le pouls était plus dur, mais moins fréquent que la veille, battait quatre-vingt-douze pulsations par minute ; constipation, douleurs dans la région hypogastrique.

Prescription : Diète ; douze sangsues au bas de la colonne vertébrale ; bain tiède et grand cataplasme émollient sur tous les points douloureux ; tisane comme ci-dessus, potion calmante composée comme il suit : Eau de laitue et de gomme, de chaque deux onces, sirop de morphine et de fleurs d'oranger, de chaque demi-once, à prendre par cuillerée toutes les heures ; lavement de graine de lin avec deux cuillerées d'huile d'olive. Le soir, à neuf heures, amendement dans tous les symptômes, mais toujours un peu de fièvre ; céphalalgie, légères douleurs sus-orbitaires, la langue légèrement rouge à ses bords, sensibilité à l'épigastre, les urines moins rouges et plus abondantes, le lavement avait procuré au malade une évacuation de matière endurcie ; la journée assez calme.

Prescription : Demi-bain tiède d'une demi-heure, cataplasme de lin sur l'épigastre, lavement d'eau de riz, potion et tisane comme ci-dessus.

Le 31, huit heures du matin, pouls presque dans l'état normal; soixante-seize pulsations, légère ictère ; les urines sont moins chargées et plus fréquentes, les douleurs à l'épigastre, ainsi qu'au bas de la colonne vertébrale, ont disparu ; le malade demande à manger, deux évacuations séreuses.

Prescription : Limonade de groseille froide ; sagouavec de l'eau de fleurs d'oranger et de sucre.

Neuf heures du soir ; le malade a vomi, et a des garde-robes fréquentes ; faiblesse générale, pouls très petit, presque insensible ; les extrémités supérieures et inférieures froides, langue pâle ; le malade demande à être couvert ; il a eu huit évacuations de matières claires et floconneuses, depuis sept heures ; de légères crampes aux mollets, douleurs sourdes dans la région épigastrique, grande altération, suppression d'urine.

Prescription : Pilules de kinine et de thridace, trois pilules en un quart d'heure ; ensuite, une toutes les vingt-cinq minutes ; trois lavemens d'eau froide avec six grains de kinine et un grain de thridace pour être administré de demi-heure en demi-heure ; couvrir le malade, appliquer des sinapismes aux extrémités supérieures et inférieures au nombre de six, et un autre sur le thorax et l'abdomen ; tisane de camomille froide et eau froide, si le malade en demande ; de plus un liniment d'alcool camphré et essence de térébenthine, quatre onces de chaque ; ammoniaque liquide deux onces, pour frictionner toute la colonne vertébrale.

Le lendemain matin, 1er novembre, six heures et demie, j'appris par la garde-malade que la réaction avait eu lieu à une heure, mais que les urines n'avaient paru qu'à cinq heures, que la diarrhée avait cessé à onze heures ; le pouls et la langue sont à l'état normal, les urines abondantes et sédimenteuses ; il avait eu deux évacuations bilieuses ; mais il se plaignait encore d'une légère douleur à l'épigastre ; le malade avait transpiré abondamment et la transpiration avait coloré ses chemises en jaune ; du reste, il se trouvait bien et demandait à manger ; je lui prescrivis de légères panades, et pour boisson une légère limonade de groseille froide.

A dater de ce jour, le mieux a continué, et le malade s'est rétabli complètement.

XIX.

John Nelson, Américain, demeurant chez M. Auguste Douce, âgé de vingt-trois ans, ébéniste, d'un tempérament sanguin, bien constitué, fut, le 29 octobre au matin, attaqué de céphalalgie, de douleurs au bas de la colonne vertébrale, et d'envies de vomir.

Appelé à huit heures, je le trouvai dans l'état suivant: pouls très dur et battant quatre-vingt-dix-huit pulsations par minute; céphalalgie très intense, face animée, yeux rouges et injectés; douleurs à l'épigastre et vomissemens de matières bilieuses et glaireuses; urines rouges et rares; langue rouge et sèche, altération, constipation.

Prescription : Saignée de seize onces; bain tiède d'une heure, cataplasme émollient sur la région épigastrique, lavement de graine de lin, diète, tisane émolliente acidulée.

A huit heures du soir, pouls moins dur, mais aussi fréquent; les douleurs à l'épigastre ainsi que les autres symptômes persistaient.

Prescription : Douze sangsues sur la région épigastrique, six à chaque tempe, bain tiède d'une heure, cataplasme émollient sur la piqûre des sangsues, et un grand sur l'épigastre et l'abdomen, lavement émollient, tisane émolliente acidulée avec du jus d'orange douce.

Le 30, à huit heures du matin, amélioration notable dans tous les symptômes, le mal de tête a diminué, le pouls est à quatre-vingt-deux pulsations, les urines sont moins rouges et plus abondantes, soif moins intense; langue toujours sèche; légère douleur dans l'épigastre, insomnie, délire par moment, constipation.

Prescription : Sinapismes aux pieds, compresse

imbibée d'eau froide sur la tête, tisane émolliente acidulée froide, lavement de farine de lin avec quatre cuillerées d'huile d'olive, potion faite avec de l'eau de fleurs d'oranger, quelques gouttes d'éther et du sucre, à prendre une cuillerée toutes les heures.

Le 31, à huit heures du matin, le pouls est à soixante-six pulsations; langue saburrale; légère ictère aux conjonctives, ainsi que sur la poitrine; les urines moins rouges, mais rendues en petite quantité; il était en transpiration; deux évacuations de matières séreuses ont eu lieu, le malade demande à manger, il a reposé une partie de la nuit.

Prescription : Bouillon de veau, limonade gommée pour boisson. Je fus appelé chez le malade à une heure du matin, il avait vomi et avait eu des évacuations de nature cholérique; on lui avait administré de l'eau de camomille et du baume de vie à la dose de deux cuillerées pour une pinte de tisane.

Je trouvai son pouls très petit, presque insensible, ses extrémités froides, la face pâle, la langue blanche et humectée, les fonctions intellectuelles dans l'état normal ; le malade a eu en ma présence deux évacuations de nature cholérique ; il se plaint d'un froid extrême quoiqu'il soit bien couvert; il a des crampes aux extrémités inférieures, particulièrement aux mollets.

Prescription : Pilules de kinine et de thridace, une toutes les vingt minutes, sinapismes sur les membres supérieurs et inférieurs, ainsi que sur le thorax et l'abdomen ; liniment excitant pour frictionner les parties non couvertes de sinapismes, ainsi qu'à la colonne vertébrale ; deux lavemens composés chacun de kinine six grains et thridace deux grains dans une pinte d'eau de camomille, pour être pris dans l'intervalle d'une demi-heure.

On enlèvera les sinapismes, à l'exception de ceux des pieds, et on cessera toute médication dès que la réaction aura lieu.

Le même jour à neuf heures du matin, j'appris que la réaction avait eu lieu dès la dixième pilule, et je trouvai le malade en transpiration ; le pouls battait quatre-vingt-quatorze pulsations, la langue était sèche, et il y avait altération ; deux évacuations de matières bilieuses avaient eu lieu, les urines avaient reparu.

Prescription : Eau d'orge acidulée, du sagou pour nourriture, et en petite quantité.

Je revis le malade le soir : il était bien, je le remis à un régime blanc, et le mieux ayant continué, il a pu reprendre ses occupations journalières quinze jours après.

XX.

Mademoiselle Laure Jean-Pierre, femme de couleur, libre, demeurant faubourg Marigny, âgée de trente-deux ans, d'un tempérament bilioso-sanguin, était atteinte de diarrhée depuis plusieurs jours lorsque je fus appelé le 29 octobre à six heures du soir.

J'appris que cette femme avait déjà été traitée par différens remèdes dits anti-cholériques, tels que tisane de camomille avec du baume de vie; le remède du docteur Hollart, dont la composition est ignorée; de l'essence de menthe, du laudanum, des frictions avec un liniment excitant; des sinapismes étaient attentivement employés, etc., et sans succès.

Je trouvai la malade dans l'état suivant : pouls nul à la radiale et insensible à la brachiale, les extrémités froides, la face décomposée, la langue humectée, blanche et cotonneuse; des crampes extrêmement fortes, vomissemens et diarrhée considérables de nature cholérique, douleurs au thorax, suppression d'urine, altération, insomnie, les fonctions intellectuelles dans l'état normal, respiration lente, la peau sèche, la déglutition des corps solides était difficile.

Prescription : Sulfate de kinine vingt-quatre grains, divisés en huit doses, et en prendre une tous les quarts d'heure avec addition d'esprit de camphre, trois gouttes, et esprit de menthe, six gouttes ; délayées dans une cuillerée d'eau sucrée ; sinapismes aux extrémités supérieures et inférieures et sur le thorax jusqu'à l'os pubis; avec recommandation de les déplacer si le malade ne pouvait les supporter; lavement de kinine six grains, esprit de camphre dix grains dans une chopine d'eau de camomille, à prendre toutes les deux heures; continuation des frictions sur toutes les parties non couvertes de sinaspismes avec le même liniment excitant, ainsi que sur la colonne vertébrale; tisane d'eau de camomille, une pinte, avec addition de baume de vie une cuillerée.

Je revis la malade à huit heures du soir : les symptômes ci-dessus avaient augmenté d'intensité, la langue et l'haleine étaient froides, cette femme paraissait frappée de la crainte de mourir: la voix était presque éteinte.

Prescription. Prenez : sulfate de kinine quarante grains, thridace huit grains, gomme arabique, quantité suffisante pour faire douze pilules, et les rouler ensuite dans de la poudre de cannelle, prendre une pilule toutes les cinq minutes au nombre de deux, et ensuite tous les quarts d'heure, jusqu'à la cessation des symptômes, et continuer ainsi toutes les vingt-cinq minutes, jusqu'à la réaction; lavement de sulfate de kinine, huit grains, thridace deux grains dans une pinte d'eau de camomille, et en prendre un tous les quarts d'heure jusqu'à ce que la diarrhée ait cessé, et ensuite un autre demi-heure après; même tisane, comme ci-dessus, ainsi que les frictions; laisser les sinapismes.

Je retournai à minuit, je trouvai la malade mieux; la réaction avait eu lieu après l'administration de vingt-sept pilules et quatre lavemens, les symptômes avaient diminué à la cinquième pilule. La malade avait déjà mouillé douze chemises, et elle continuait à transpirer abondamment; le pouls battait cent seize pulsations par minute.

La langue était sèche, altération, les urines rendues en petite quantité étaient rouges et sédimenteuses, légère douleur à l'épigastre. Tisane d'orge acidulée, diète; si la malade a faim, lui donner une légère panade. J'eus occasion de revoir cette femme quelques jours après, elle était en pleine convalescence.

Remarque. On voit dans l'observation ci-dessus que la malade avait empiré avec la kinine et les autres remèdes et qu'elle ne doit sa guérison qu'à la thridace unie à la quinine.

XXI.

Peter Randolphe, natif de Norfolk, État de la Virginie, charpentier, âgé de trente-huit ans, bien constitué, arrivé à la Nouvelle-Orléans depuis trois semaines, fut pris, le 30 octobre, en travaillant dans une maison dans le faubourg Sainte-Marie, d'un frisson très fort, à une heure, avec un grand mal de tête et des douleurs dans la région épigastriqueavec vomissemens de matières bilieuses. Je vis le malade trois heures après l'invasion de la maladie.

État du malade: Fièvre, céphalalgie très forte, le pouls battant quatre-vingt-seize pulsations par minute; les vomissemens avaient cessé, mais les douleurs à l'épigastre étaient toujours très fortes; peau sèche et brûlante, urines blanches, claires et assez abondantes, langue rouge, surtout à ses bords, soif intense, yeux rouges et infiltrés, constipation.

Prescription: Saignée de seize onces, seize sangsues sur l'épigastre, bain tiède de trois quarts d'heure et cataplasme de graine de lin, en sortant du bain, sur l'épigastre; tisane composée d'orge, graine de lin et gomme arabique acidulée avec du jus de citron et sucrée au goût du malade.

Huit heures du soir: le malade se sentait soulagé, les douleurs de tête ainsi que celles de l'épigastre avaient diminué, le pouls était tombé à quatre-vingt-quatre pulsations, la soif était diminuée; le malade demandait pour boisson de la limonade d'ananas, que j'accordai.

Prescription: Bain de jambe chaud, eau réfrigérante sur la tête, ainsi composée: sel de nitre une once, sel ammoniac une demi-once, un demi-verre de vinaigre et trois bouteilles d'eau, dont j'ordonnai l'application pendant que le malade avait les pieds dans l'eau chaude; cataplasmes de farine de graine de lin sur l'épigastre; tisane comme ci-dessus.

Le 31, huit heures du matin, je trouvai le malade avec beaucoup moins de fièvre, le pouls moins dur, mais battant quatre-vingt-deux pulsations par minute; le malade avait peu dormi la nuit et avait éprouvé de temps en temps des délires, la langue légèrement rouge sur son bord, sèche, grande altération; la céphalalgie n'était pas diminuée, les urines plus rares et chargées en couleur, douleurs dans le bas de la colonne vertébrale, et constipation.

Prescription : Huit sangsues pour être appliquées de chaque côté des tempes et huit autres au bas de la colonne vertébrale, demi bain tiède d'une demi-heure, cataplasmes chauds de farine de lin légèrement sinapisés aux pieds, continuation de la compresse réfrigérante, lavement de graine de lin avec quatre cuillerées d'huile d'olive, tisane comme ci-dessus.

A cinq heures du soir je trouvai une amélioration générale, le pouls avait perdu sa force et sa fréquence, deux évacuations de matières fécales très dures, les douleurs de la colonne vertébrale avaient presque cessé ainsi que celle de la tête; mais le malade n'avait uriné que très peu depuis le matin, la langue avait perdu sa rougeur.

Prescription : comme ci-dessus à l'exception des sangsues; et comme le malade n'avait pas dormi, j'ordonnai une petite potion comme suit : eau gommée trois onces, eau de fleur d'orange une once, sirop de morphine une once, pour être administré une cuiller à bouche chaque heure; mais en ayant soin de ne pas réveiller le malade s'il dormait.

Premier novembre, sept heures du matin, état du malade, le pouls avait beaucoup diminué, ne battant plus que soixante-six pulsations par minute, les conjonctives étaient légèrement jaunes, ainsi que les ailes du nez; la langue était sèche; le malade n'avait pas dormi, la peau était toujours sèche, les urines rares, le malade avait eu deux évacuations de matières séreuses à la suite d'un lavement; il ne demandait pour boisson que de l'eau froide, que je fis donner; il mangea cinq à six cuillerées de crème de riz qu'il garda.

Prescription : Tisane de feuilles d'oranger, graine de lin, gomme arabique, de chaque une cuillerée pour une pinte d'eau; potion: eau gommée quatre onces, eau de fleurs d'oranger une once, sirop de morphine six gros, thridace trois grains, pour être administrée toutes les heures, une cuillérée.

Midi même jour, le malade se trouve assez bien; il avait reposé une couple d'heures tranquillement, disant qu'il était guéri; mais les conjonctives restaient toujours sèches, les urines toujours rares, la langue était toujours sèche.

A dix heures du soir, état du malade : refroidissement général, pouls nul à la radiale, mais sensible à la brachiale, langue blanche et froide. Vomissemens de tous liquides, à l'exception de la crème de pain qu'on lui avait donnée deux heures auparavant; dix-sept évacuations blanchâtres, les premières séreuses, les autres floconneuses; suppression d'urine, fonctions intellectuelles dans leur état normal, yeux enfoncés, figure décomposée, nez effilé, crampes dans les membres inférieurs et surtout aux mollets; les oreilles et la tête froide, les conjonctives et les ailes du nez dans le même état que ci-dessus.

Prescription : sulfate de kinine quarante grains, thridace quatre grains pour douze pilules, dont j'administrai deux de suite au malade, la troisième au bout de dix minutes, et la quatrième au bout d'un quart d'heure. Pendant ces mêmes intervalles, je donnai au malade des pilules de thridace d'un grain chaque; j'ordonnai de continuer toutes les vingt-cinq minutes les premières pilules, en ayant soin de les arrêter aussitôt que la réaction aurait lieu; je recommandai en même temps de nouvelles pilules, en cas que les premières n'eussent pas opéré cette réaction : je fis en même temps couvrir le malade de sinapismes aux extrémités, ainsi que depuis le thorax jusqu'à l'os pubis; je le fis frictionner sur la colonne vertébrale, ainsi que sur les parties non couvertes de sinapismes avec un liniment composé d'alcool camphré et d'esprit de térébenthine parties égales, en ayant soin de faire couvrir le malade de couvertures de laine, et pour tisane une demi-once de camomille dans une pinte d'eau ; je fis également faire la potion pour être ajoutée à trois demi lavemens froids, composés comme suit : sulfate de quinine vingt-un grains, thridace trois grains pour être administrés de demi-heure en demi-heure. A la onzième pilule, et au deuxième lavement, la réaction eut lieu; toutes les fonctions se sont rétablies comme dans l'état de santé; la transpiration, les urines, ainsi que les évacuations bilieuses ont repris leur cours comme dans l'observation précédente; la langue est devenue rosée, la transpiration extrêmement abondante.

Le 2 au matin à sept heures je trouvai le malade très bien, à l'exception d'une grande faiblesse; je le mis à un régime convenable, et à une limonade vineuse, et le 15 du même mois il était en pleine convalescence.

XXII.

Eugénie Martin, âgée de vingt-huit ans, d'un tempérament bilioso-sanguin, enceinte de six mois, éprouvait, les 28 et 29 octobre, une diarrhée qui l'avait affaiblie; elle était depuis plusieurs années sujette à une gastrite pour laquelle elle fut traitée.

Appelé le 30 à six heures du matin, état du malade : pouls filiforme, face décomposée, langue humectée, blanche et cotonneuse; refroidissement général; la voix presque éteinte, suppression d'urine, douleurs au thorax et nul à l'épigastre, vomissemens et diarrhée considérables de nature cholérique; fortes crampes dans tous les membres, altération, insomnie, les fonctions intellectuelles dans l'état normal; la malade était frappée de la crainte de mourir; elle ne sentait plus remuer son enfant et craignait qu'il ne fût mort dans son sein.

Prescription. Couvrir la malade chaudement; une pilule toutes les cinq minutes jusqu'à la diminution des symptômes, ensuite tous les quarts d'heure jusqu'à l'amendement général des symptômes; continuer ainsi toutes les demi-heures jusqu'à la réaction, lavement de kinine huit grains et thridace deux grains dans une chopine d'eau de camomille, le reste de la réaction comme dans l'observation ci-dessus. A ma visite du soir je trouvai la malade beaucoup mieux; la réaction a eu lieu à la onzième pilule et au quatrième lavement; le pouls battait quatre-vingt-neuf pulsations; la langue sèche, transpiration abondante; quelques évacuations de nature bilieuse, les urines rouges et sédimenteuses, altération.

Prescription. Tisane délayante acidulée, régime farineux. Je revis la malade le lendemain, elle marchait à la convalescence, et un mois après je la revis, elle avait repris ses travaux accoutumés.

XXIII.

Goutz, Européen, depuis deux semaines dans le pays, âgé de dix-sept ans, d'un tempérament sanguin, fut pris, le 29 octobre, d'une céphalalgie très forte avec fièvre.

Appelé le 30 à dix heures du matin, j'appris d'abord que le malade n'avait encore fait aucune espèce de traitement et qu'il s'était contenté de boire un peu de thé léger; je le trouvai dans l'état suivant: pouls plein battant cent vingt pulsations par minute; face très animée; la langue rouge à ses bords et étroite; douleurs très fortes à l'épigastre ainsi qu'au bas de la colonne vertébrale; yeux rouges et injectés; les urines rouges et rendues en petite quantité; altération très forte, constipation.

Prescription. Saignée de seize onces; douze sangsues sur l'épigastre; bain tiède d'une heure; cataplasme émollient sur les piqûres des sangsues; lavement émollient, tisane de lin et gomme arabique acidulée avec du jus de citron.

Six heures du soir : pouls battant quatre-vingt-quatorze pulsations; les urines moins rouges et plus abondantes; céphalalgie moins intense; plus de douleur à l'épigastre, celle du bas de la colonne vertébrale persistait toujours ; langue moins rouge, soif modérée.

Prescription. Douze sangsues au bas de la colonne vertébrale; le reste du traitement comme ci-dessus, moins la saignée.

Le 31 à six heures du matin: pouls battant cent quatre-vingt-quatre pulsations; ictère de la face et de la poitrine, particulièrement aux conjonctives et aux ailes du nez, urines plus abondantes et de même couleur que dans l'état normal; langue humide et moins rouge; le malade a eu deux évacuation séreuses à la suite du lavement; et se trouvant mieux, il désire prendre quelque nourriture.

Prescription. Eau gommée acidulée avec du jus de citron; légère panade; un lavement d'eau de graine de lin acidulée.

Le soir à six heures, le pouls est dans l'état normal, le malade se trouve mieux, une évacuation comme celle du matin; langue légèrement saburrale; point d'altération et plus de douleur; l'ictère plus prononcée que le matin.

Le 1er novembre à sept heures du matin: je trouve le malade à l'agonie, il avait eu vingt-deux évacuations et quelques vomissemens de nature cholérique, suppression d'urine depuis neuf heures du soir: il était devenu froid pendant la nuit; ne m'ayant pas trouvé, on lui avait fait prendre de la tisane de camomille et du baume de vie; avec à peu près vingt grains de calomel ; on avait appliqué des sinapismes aux extrémités et un sur l'abdomen; de plus un liniment excitant sur les parties non couvertes de sinapismes.

Le malade succomba au moment de ma visite. Je revis le cadavre une heure après. La raideur cadavérique était très prononcée ; des veines nombreuses étaient dessinées sous la peau, les extrémités supérieures et inférieures présentaient des ecchymoses.

Je n'ai pu faire l'autopsie.

XXIV.

Roger, Français, perruquier, âgé de trente ans, depuis huit mois dans le pays, d'un tempérament sanguin, fut pris le 31 octobre de céphalalgie et de fièvre.

Appelé le même jour à onze heures du matin, je le trouvai dans l'état suivant : pouls quatre-vingt-seize pulsations par minute, céphalalgie très intense; douleurs dans la région hypogastrique et vers la base de la colonne vertébrale; urines rouges et en petite quantité; langue sèche et pâle; soif, constipation, face animée, yeux rouges, peau sèche.

Prescription : Saignée du bras ; défaillance après avoir tiré cinq onces de sang ; je fis arrêter la saignée et mettrele malade au lit; je lui fis boire de l'eau fraîche acidulée avec un peu de vinaigre, et le malade revint à lui couvert de sueur; tisane délayante et acidulée, diète; à une heure le pouls était à quatre-vingt-deux pulsations; la céphalalgie presque nulle; les urines dans le même état; peau sèche, aucune évacuation, langue dans l'état normal, altération.

Prescription : Demi-bain tiède d'une demi-heure; lavement d'eau de riz. A huit heures du soir, le malade se sent assez bien; toutes les fonctions dans l'état normal; altération : eau gommée, acidulée avec du jus de citron et sucrée; si le malade a faim, une légère panade, aromatisée avec de l'eau de fleurs d'oranger.

Le 1er octobre, à huit heures du matin, le malade se sentait froid et était faible; il a eu quatre évacuations de nature cholérique; il a eu quelques vomissemens; le pouls était petit, battant quarante-deux pulsations, toutes les extrémités étaient froides, ainsi que la tête; le malade me dit alors qu'il avait mangé la veille, et que sa nourriture l'avait incommodé. La langue est blanche et humectée, les fonctions intellectuelles dans l'état normal, le malade n'avait uriné qu'une fois dans la nuit, altération.

Prescription : Eau de camomille froide, pilule de kinine et de thridace une toutes les demi-heures, cataplasmes sinapisés aux extrémités, frictions froides avec une flanelle sèche sur le cœur, la région hépatique et au bas de la colone vertébrale ; lavement composé de kinine six grains et thridace deux grains, dans une livre d'eau de camomille, en recommandant d'arrêter tout traitement aussitôt que la réaction aurait lieu.

A midi, je revis le malade, qui se sentait mieux, transpiration abondante, pouls fréquent, langue sèche, altération : j'appris qu'à la deuxième pilule et au premier lavement, le malade avait commencé à reposer, et qu'à la sixième la réaction avait eu lieu.

Prescription : Tisane d'orge acidulée, cataplasme de farine de lin sur l'épigastre, légère nourriture. Deux jours après, je revis le malade, qui avait repris ses travaux journaliers.

XXV.

Héloïse Lacroix, femme de couleur, libre, âgée de vingt-huit ans, d'un tempérament bilieux, ayant une mauvaise santé depuis neuf mois, époque où elle éprouva une suppression des menstrues occasionée par une peur, retard qui a continué jusqu'à ce jour. Elle avait une diarrhée depuis plusieurs jours.

Je la vis le 31 octobre au matin; je la trouvai dans l'état suivant: Pouls filiforme, face altérée et décomposée; langue blanche, humectée et cotonneuse; disposition à l'asphyxie, fortes crampes, refroidissement général, vomissemens, diarrhée très abondante et involontaire, de nature cholérique; altération, insomnie: les fonctions intellectuelles dans l'état normal, la malade était frappée de la crainte de mourir.

Prescription: Couvrir la malade bien chaudement, embrocation d'eau presque bouillante aux pieds jusqu'à la diminution des symptômes d'asphyxie, six sangsues à chaque tempe, eau froide sur le sommet de la tête, frictions sur toutes les parties du corps avec un liniment excitant jusqu'à ce que la chaleur reparaisse, couvrir ensuite de sinapismes comme dans l'observation précédente; avec les mêmes précautions au moment de la réaction; deux pilules à une dose seule au moment de la diminution de l'asphyxie; les continuer une toutes les cinq minutes, au nombre de quatre, et les continuer tous les quarts d'heure jusqu'à amendement dans les symptômes, et ensuite toutes les demi-heures jusqu'à la réaction; trois lavemens; dans chaque, kinine dix grains, et thridace trois grains, un toutes les vingt minutes, dans une livre d'eau de camomille; même tisane que dans l'observation précédente. Je la revis le soir, la réaction avait eu lieu, à la quinzième pilule et au troisième lavement; les symptômes étaient amendés à la cinquième pilule.

Je trouvai le pouls à quatre-vingt-six pulsations,

la langue légèrement sèche et altération ; les menstrues avaient reparu avec abondance, et la malade avait transpiré énormément ; elle avait mouillé quarante-deux chemises, ainsi que son matelas ; les urines étaient rouges et sédimenteuses, elle avait eu quelques évacuations de nature bilieuse.

Prescription : Tisane délayante édulcorée avec du sirop de fleurs d'oranger, un lavement d'eau de riz, légère nourriture farineuse si la malade désire manger.

Je vis la malade deux jours après, elle était en pleine convalescence. Le 4 février j'eus occasion de la revoir, elle jouissait d'une bonne santé, et ses menstrues avaient lieu régulièrement.

XXVI.

Antonia Bobès, du Mexique, âgée de cinq ans, fut atteinte d'une légère diarrhée pour laquelle je fus appelé le 31 octobre à deux heures du matin. Je trouvai l'enfant dans l'état suivant :

Le pouls insensible, les extrémités supérieures et inférieures froides, ainsi que la tête, les tempes et les oreilles ; la langue blanche, cotonneuse et froide ; face décomposée, légères crampes aux extrémités inférieures, vomissemens, ayant eu douze évacuations de nature cholérique, suppression d'urine, les fonctions intellectuelles dans l'état normal.

Prescription: Potion, sulfate de quinine vingt grains, thridace quatre grains, eau trois onces, eau de cannelle une once, sirop naturel une once, à prendre toutes les vingt minutes une cuillerée; continuer jusqu'au moment de la réaction; sinapismes aux extrémités supérieures et inférieures sur le thorax et l'abdomen, frictionner les parties non couvertes de sinapismes, ainsi que la colonne vertébrale; tisane de camomille froide avec addition d'une cuillerée de baume de vie, deux lavemens de quinine quatre grains, et thridace deux grains dans une demi-livre d'eau de camomille à prendre un de demi-heure en demi-heure, couvrir l'enfant.

Le 1er novembre, j'appris que la réaction avait eu lieu à la septième cuillerée de la potion ci-dessus; le pouls ainsi que les autres symptômes étaient dans l'état normal.

Je revis l'enfant le 9 dudit mois, il jouissait d'une bonne santé.

XXVII.

Madame Robert Patterson, de Londres, âgée de quarante-deux ans, d'un tempérament lymphatique, avait depuis deux jours une diarrhée et des vomissemens.

Quand je fus appelé le 2 novembre, à neuf heures du matin, elle m'apprit que depuis vingt-trois mois elle n'avait pas ses règles ; elle avait eu trois enfans, dont le dernier avait cinq ans ; je la trouvai dans l'état suivant :

Pouls nul, face décomposée, langue blanche, humectée et cotonneuse, refroidissement général, la voix presque éteinte, douleurs au thorax et point à l'épigastre, suppression d'urine depuis la veille, fortes crampes et dispositions à l'asphyxie, vomissemens et diarrhée considérable de nature cholérique, altération, insomnie ; les fonctions intellectuelles dans l'état normal ; la malade était frappée de la crainte de la mort.

Prescription : Embrocation d'eau presque bouillante aux pieds, et remplacer ensuite par des sinapismes, frictions sur toutes les parties du corps avec un liniment fortement excitant, et couvrir de sinapismes comme dans les observations précédentes, avec les mêmes précautions au moment de la réaction.

Deux pilules à une seule dose, une ensuite toutes les cinq minutes, jusqu'à l'affaiblissement des symptômes ; les continuer tous les quarts d'heure jusqu'à la cessation des vomissemens et de la diarrhée, et ainsi de suite toutes les demi-heures jusqu'à la réaction ; même tisane que dans les précédentes observations, lavement de quinine huit grains et thridace deux grains dans une pinte de camomille pour être pris un tous les quarts d'heure jusqu'à ce que la diarrhée ait cessé, et un ensuite une demi-heure après.

Je laissai d'autres pilules composées seulement de thridace, d'un grain chacune, pour aider les premières, et à prendre jusqu'à ce que les crampes aient cessé. Je revis la malade le soir à quatre heures, il y avait un grand amendement dans tous les symptômes; elle était dans une transpiration abondante; elle avait mouillé neuf chemises; le pouls battait cent douze pulsations par minute, les évacuations étaient bilieuses, les menstrues avaient reparu abondamment au moment de la réaction, les urines étaient rendues en petite quantité et rouges, la langue sèche, altération, légère douleur dans l'épigastre, les autres fonctions dans l'état normal.

Prescription : Tisane délayante, cataplasme chaud de farine de graine de lin sur l'épigastre, légère nourriture.

Le 5, je revis la malade, qui ne conservait plus qu'un peu de faiblesse; les menstrues coulaient toujours avec abondance, elle avait mouillé vingt-deux chemises, enfin elle était en pleine convalescence, et aujourd'hui, 24 février, elle continue à jouir d'une parfaite santé, les menstrues ayant repris entièrement leur cours naturel. La réaction avait eu lieu à la dix-septième pilule et au troisième lavement, et à la cinquième pilule et au deuxième lavement les symptômes avaient disparu;

la malade a pris en outre cinq autres pilules de thridace.

XXVIII.

M. Fabre Daunoy, commissaire de police, âgé de trente-huit ans, d'un tempérament nervoso-bilieux, d'une santé délicate, était atteint depuis le 1er novembre d'une légère diarrhée.

Appelé le 4 novembre, j'appris que le médecin qui l'avait traité jusqu'à cette époque était tombé malade, et qu'on lui avait administré plusieurs remèdes anti-cholériques, entre autres celui composé d'huile de palma-christi et de baume de vie, ainsi que des frictions, sinapismes, tisane de camomille, fleurs de coquelicot, laudanum, etc.; je trouvai le malade dans l'état suivant:

Pouls entièrement nul, refroidissement général, prostration des forces, face décomposée et froide, yeux enfoncés, nez effilé, langue blanche, humectée et cotonneuse, haleine froide, extinction de voix, suppression d'urine depuis la veille, crampes, vomissemens et diarrhée très abondans et de nature cholérique; altération, insomnie, fonctions intellectuelles dans l'état normal; le malade était frappé de la crainte de mourir.

Prescription: Deux pilules d'abord, ensuite une toutes les cinq minutes, jusqu'au nombre de quatre, et continuer ainsi de quart d'heure en quart d'heure, jusqu'au moment où les symptômes seraient améliorés, et de demi-heure en demi-heure jusqu'à la réaction, décoction de quinquina concassé demi-livre dans deux bouteilles de vin rouge, passées dans un linge, et dans lesquelles je fis dissoudre dix grains de thridace pour être divisé en quatre lavement, à prendre un de quart d'heure en quart d'heure; le reste du traitement, ainsi que les recommandations, comme les précédentes observations.

Le soir je trouvai le malade dans une transpiration abondante et ayant repris un peu d'assurance sur sa position; le pouls battait quatre-vingt-douze pulsations; la langue était légèrement sèche, peu d'altération, les urines coulaient en petite quantité et étaient rouges et sédimenteuses, plusieurs évacuations de nature bilieuse avaient eu lieu; j'appris que les symptômes ci-dessus avaient cessé à la neuvième pilule et au troisième lavement, et que la réaction avait eu lieu à la dix-septième pilule et au quatrième lavement; le malade demandait à manger.

Prescription: Eau d'orge acidulée, légère nourriture; le 5 novembre je revis le malade, il était beaucoup mieux, continuation de la même tisane et d'une légère diète. Le sixième jour à huit heures du soir, appelé de nouveau, j'appris que le malade avait mangé de la soupe et bu du vin, ce qui avait occasioné une rechute ; je trouvai le malade dans l'état suivant :

Le pouls filiforme, les diarrhées et vomissemens de nature cholérique, prostration ; la langue était humectée, blanche et cotonneuse, la peau sèche, altération, les fonctions intellectuelles dans l'état normal.

Prescription : Une pilule toutes les vingt minutes ensuite toutes les demi-heures, jusqu'à la réaction, sinapismes aux pieds, légères frictions excitantes sur les membres, tisane d'eau de camomille, la réaction eut lieu à la huitième pilule ; tous les symptômes ci-dessus disparurent, et les fonctions se rétablirent. Le jour suivant je revis le malade en pleine convalescence, et le mieux s'est soutenu jusqu'à parfait rétablissement.

XXIX.

Une négresse appartenant à M. Fabre-Daunoy, qui fait le sujet de l'observation précédente, âgée de quarante-cinq ans, d'un tempérament sanguin, couchée dans un appartement humide.

Appelé le 4 novembre, je la trouvai dans l'éta suivant :

Pouls entièrement nul, refroidissement général, face décomposée et froide, langue blanche, humectée et cotonneuse, l'haleine froide, crampes, vomissemens, diarrhée de nature cholérique et très abondante, suppression d'urine, la voix affaiblie, altération, insomnie, peau sèche, les fonctions intellectuelles dans l'état normal.

Prescription : Une pilule toutes les cinq minutes jusqu'au nombre de trois, les continuer tous les quarts d'heure, jusqu'à l'amendement des symptômes, et ainsi de suite toutes les demi-heures jusqu'à la réaction; un lavement de kinine six grains et thridace deux grains tous les quarts d'heure au nombre de trois; les continuer si la diarrhée persistait, tisane, sinapismes et frictions, comme dans les prescriptions précédentes, avec les mêmes recommandations.

Le soir, j'appris que la réaction avait eu lieu à la quatorzième pilule, que les symptômes avaient disparu à la cinquième et au second lavement. Je trouvai la malade mieux, le pouls battait quatre-vingt-cinq pulsations, chaleur générale et moiteur de la peau.

Cette négresse continua à aller de mieux en mieux jusqu'à parfait rétablissement.

XXX.

Robert Mentide, Américain, de l'état du Kentucky, âgé de vingt-trois ans, ébéniste, depuis peu de jours dans le pays, par conséquent non acclimaté, demeurant chez M. Auguste Dome, d'un tempérament sanguin, bien constitué, fut pris le 5 novembre de céphalalgie, et de vomissemens de matières muqueuses et bilieuses.

Appelé le même jour à huit heures du matin, je le trouvai dans l'état suivant: pouls dur battant quatre-vingt-dix-sept pulsations par minute, face animée, la langue dans l'état normal, yeux rouges, légère douleur dans la région épigastrique, constipation, soif.

Prescription : Six sangsues à chaque tempe, bain tiède de trois quarts d'heure, cataplasmes de farine de graine de lin sur les piqûres des sangsues, ainsi que sur l'épigastre, tisane de lin et d'eau de gomme acidulée et sucrée, lavement de lin avec quatre cuillerées d'huile d'olive, diète.

Huit heures du soir, le lavement a procuré une évacuation de matière endurcie, mais en très petite quantité; le pouls est moins fort et bat quatre-vingt-six pulsations par minute; céphalalgie moins intense, soubresaut des tendons, rêvasseries, douleurs susorbitaires, le malade ne pouvait souffrir la lumière; urines rares, altération, douleurs moindres à l'épigastre.

Prescription : Eau gommée quatre onces, thridace deux grains, sirop de morphine et de fleurs d'oranger, demi-once de chaque, à prendre par cuillerée à bouche, une toutes les heures. Bain de jambes sinapisé, cataplasme de riz légèrement sinapisé sur les pieds, compresse imbibée d'eau froide sur la tête, cataplasmes de farine de lin avec addition de fleurs de coquelicot, pour être appliqué sur la région épigastrique; alcool camphré quatre onces, teinture de digitale pourprée demi-once, pour frictionner la région pubienne, l'intérieur des cuisses et le bas de la colonne vertébrale, lavement émollient avec addition de quatre cuillerées d'huile d'olive, diète.

Le 6 à dix heures du matin: pouls dans l'état normal, céphalalgie nulle; amendement dans le reste des symptômes; le malade avait beaucoup transpiré et avait reposé, la langue était dans l'état naturel; il se trouvait si bien, qu'il voulait se lever et demandait à manger.

Je ne revis le malade que le lendemain 7 novembre au matin; j'appris qu'il avait eu dans la nuit des vomissemens, ainsi que quatre évacuations, et qu'on lui avait administré de la camomille, et des pilules de kinine et de thridace, fait des frictions et donné des lavemens d'après ma formule.

La réaction a eu lieu à la sixième pilule et au premier lavement, le malade a beaucoup transpiré et uriné. Lors de ma visite, le pouls battait soixante-dix-huit pulsations par minute, la langue était sèche, l'épigastre douloureux, la peau était douce et moite, les urines étaient rouges et sédimenteuses.

Prescription : Tisane d'orge acidulé, cataplasme

émollient sur l'épigastre, avec recommandation de l'enlever aussitôt que les douleurs cesseraient, lavement d'eau de riz, légère panade.

Le lendemain le malade était en pleine convalescence, et cinq ou six jours après il avait repris son travail.

XXXI.

Florian Hermann négociant, âgé de vingt-quatre ans, d'un tempérament sanguin, avait une diarrhée depuis deux jours, 3 et 4 novembre, où il fut pris tout d'un coup de vertiges et d'une forte diarrhée ; on fut obligé de le transporter chez lui, rue Saint-Louis, où je fus appelé une heure après.

État du malade: pouls filiforme, face décomposée, langue blanche, humectée et cotonneuse, douleurs au thorax, fortes crampes dans tous les membres, dispositions à l'asphyxie, la voix faible, diarrhée considérable et de nature cholérique; soif, insomnie, les fonctions intellectuelles dans l'état normal. Quelques unes de mes pilules avaient déjà été administrées au malade dans l'intervalle d'un quart d'heure; on l'avait aussi frictionné avec un liniment excitant, et placé des briques aux pieds.

Prescription. Une pilule toute les dix minutes jusqu'à amendement des symptômes; ensuite toutes les vingt minutes, jusqu'à la réaction; lavement de kinine six grains et thridace deux grains, dans une chopine d'eau de camomille, un tous les quarts d'heure, jusqu'à ce que la diarrhée cesse ; le reste du traitement et les précautions à prendre comme dans les observations précédentes.

A cinq heures du soir, je trouvai le malade beaucoup mieux. On m'informa qu'à la troisième pilule les crampes avaient cessé, et que la réaction avait eu lieu à la onzième pilule et au troisième lavement. Le pouls battait cent quatre pulsations, la transpiration était abondante, la langue sèche, les urines étaient revenues ; les selles bilieuses.

Prescription. Tisane délayante, acidulée, régime farineux.

Je revis le malade quelques jours après, il était entièrement rétabli, après une courte convalescence.

XXXII.

Oreste, nègre, appartenant à MM. Gurlié et Guittot, âgé de vingt-trois ans, d'un tempérament bilioso-sanguin, était pris depuis quelques jours par une diarrhée qu'il négligea, jusqu'au moment où je le vis, le 5 novembre à cinq heures du matin. Pouls nul, refroidissement général, face décomposée, langue blanche, froide, humectée et cotonneuse; douleur au thorax, la voix presque éteinte, fortes crampes dans les membres supérieurs et inférieurs, vomissement et diarrhée considérables et de nature cholérique ; altération, insomnie, fonctions intellectuelles dans l'état normal.

Prescription. Une pilule toutes les dix minutes, jusqu'à diminution des symptômes; une autre tous les quarts d'heure; jusqu'à ce que les crampes et les vomissement cessent, ensuite toutes les demi-heures, jusqu'à la réaction. Lavement de kinine six grains et tridace deux grains, dans une chopine d'eau de camomille, pour être administré, un tous les quarts d'heure, jusqu'à ce que la diarrhée cesse, et un autre une demi-heure après. Le reste du traitement et les précautions à prendre au moment de la réaction, comme dans les observations précédentes.

Je revis le malade le soir à sept heures, il était mieux, le pouls battait cent dix pulsations par minute, les urines avait reparu, les symptômes avaient cessé à la quatrième pilule, et la réaction avait eu lieu à la seizième pilule et au troisième lavement.

Prescription. Tisane délayante acidulée, régime farineux si le malade désire à manger.

Le mieux a continué, la convalescence et le retour à la santé ont suivi quelques jours après.

XXXIII.

Virgile Fontverne, âgé de dix-sept ans, bien constitué, d'un tempérament sanguin, fut pris, le 5 novembre, de crampes dans tous les membres et de vomissemens considérables, pour lesquels on avait usé de plusieurs traitemens dits anti-cholériques, sans aucun succès.

Appelé à minuit, je le trouvai dans l'état suivant : pouls nul, refroidisement général, face décomposée et froide, yeux enfoncés, nez effilé, langue blanche, humectée et cotonneuse, haleine froide, les crampes étaient si fortes, que le malade ne pouvait rester couché ; vomissemens abondans et de nature chôlérique, mais sans diarrhée, la voix presque éteinte, suppression d'urine, altération insomnie, les fonctions intellectuelles dans l'état normal.

Prescription. Je lui administrai immédiatement une pilule toutes les cinq minutes au nombre de trois; j'ordonnai de les lui continuer tous les quarts d'heure, jusqu'à amendement des symptômes, ensuite de demi-heure en demi-heure jusqu'à la réaction.

Tisane, frictions et sinapismes, de même que dans les observations précédentes, et même recommandation pour le déplacement des sinapismes, ainsi que pour la cessation de toute médication, lorsque la réaction aurait lieu. Le lendemain j'appris que les symptômes avaient disparu à la sixième pilule, et que la réaction avait eu lien à la dixième pilule; le pouls était à soixante-dix-huit pulsations, la langue était légèrement sèche, et toutes les fonctions étaient rétablies; le mieux ayant continué, je revis le malade quelques jours après entièrement rétabli.

XXXIV.

Mademoiselle Rose Halphen, Française, nouvellement arrivée, âgée de dix-neuf ans, d'un tempérament sanguin, demeurant chez moi, fut prise le 5 novembre, à sept heures du matin, sans aucune indisposition préalable, de céphalalgie très intense et de vomissemens.

Je la vis à dix heures, et la trouvai dans l'état suivant : le pouls battait cent dix pulsations par minute ; elle avait la peau sèche, des douleurs à l'épigastre, de la céphalalgie, du délire, la face animée, les yeux rouges, la langue rouge sur ses bords ; les urines étaient rouges et rares ; la malade était altérée. Je voulus la saigner, mais au moment où j'allais ouvrir la veine, la malade eut une faiblesse qui me fit suspendre l'opération ; le pouls tomba alors à quatre-vingt-quatorze pulsations ; je lui donnai un peu d'eau fraîche et du vinaigre, elle se remit, et sa peau se couvrit de sueur, je me contentai de lui prescrire de l'orangeade pour boisson, un bain de pied sinapisé et la diète.

A midi le pouls battait quatre-vingt-seize pulsations, la céphalalgie était toujours aussi intense, la langue dans l'état normal, l'altération moins grande, les urines plus abondantes, le délire moindre.

Prescription : Six sangsues à chaque tempe,

demi-bain tiède d'une demi-heure, cataplasme émollient sur les piqûres des sangsues et un sur la région épigastrique, sinapismes aux pieds en sortant du bain, compresse imbibée d'eau froide sur la tête, tisane de graine de lin et de feuilles d'oranger, lavement composé avec une décoction de graine de lin et deux cuillerées d'huile d'olive : diète.

A huit heures du soir amendement général, le pouls ne battait plus que soixante-quatre pulsations, la céphalalgie et le délire avaient disparu.

Le 6 à cinq heures du matin, pouls petit et lent, quarante-deux pulsations, refroidissement général, langue blanche, humectée, et cotonneuse, la malade avait eu dans la nuit quelques évacuations de nature cholérique.

Prescription : Pilule de kinine et de thridace, une toutes les demi-heures, friction sèche sur les tégumens, eau froide pour boisson.

A la quatrième pilule la réaction eut lieu, le pouls se releva, et toutes les fonctions reprirent leur cours ordinaire : la malade entra en convalescence.

Le mieux ayant continué, mademoiselle Rose Halphen jouit aujourd'ui d'une bonne santé.

XXXV.

Le nègre Bobe, âgé de vingt ans, d'un tempérament bilieux, appartenant à MM. Guerley et Guillo vait depuis plusieurs jours une diarrhée et des vomissemens contre lesquels on avait en vain employé les remèdes dits anti-cholériques; je le vis le 9 novembre, et je le trouvai dans l'état suivant :

Poul nul, la face froide et décomposée, la langue blanche, humectée, froide et cotonneuse, refroidissement général; une sueur froide et collante humectait tout son corps; la voix presque éteinte, l'haleine froide, légères ecchymoses sur les cuisses et aux extrémités inférieures, de fortes crampes, des vomissemens et une diarrhée abondante et involontaire, suppression d'urine, altération, insomnie, les fonctions intellectuelles dans l'état normal.

Prescription : Deux pilules en une seule dose, une ensuite toutes les cinq minutes, jusqu'à la diminution des symptômes ci-dessus ; les continuer tous les quarts d'heure, jusqu'à la cessation des symptômes, ensuite toutes les demi-heures jusqu'à la réaction.

Lavement de kinine dix grains, et thridace trois grains dans une chopine d'eau de camomille, un tous les quarts d'heure, jusqu'à ce que la diarrhée ait cessé, et un autre demi-heure après; frictionner le malade avec un liniment excitant très actif sur la colonne vertébrale et sur les tégumens non couverts de sinapismes; je fis couvrir le thorax et l'abdomen jusqu'à l'os pubis, et placer un grand vésicatoire ammoniacal sur les extrémités inférieures; couvrir le reste des membres avec des sinapismes, recommandation d'enlever le sinapisme sur l'abdomen aussitôt qu'il aurait rubéfié la peau, et à la réaction se conformer à ce qui a été prescrit dans les observations précédentes.

Le soir, je revis le malade, j'appris que la réaction avait eu lieu à la vingt-troisième pilule et après quatre lavemens; que les symptômes avaient disparu à la sixième pilule et au troisième lavement. Je trouvai le pouls à cent-vingt pulsations, la langue sèche, altération, la suppression d'urine continuait, légère douleur à l'épigastre, quatre évacuations bilieuses, transpiration chaude et abondante, chaleur générale.

Prescription: Graine de lin, orge, de chaque une cuillerée, faire bouillir dans une pinte d'eau, aciduler et sucrer, pour être bue froide et en petite quantité jusqu'à ce que l'altération n'existe plus et que le pouls ait diminué de sa force; alors une légère nourriture put être permise.

A la faiblesse près, le malade était très bien, et je le revis quelques jours après en pleine convales cence.

XXXVI.

Le nègre Abraham, appartenant à MM. Guerby et Guillot, atteint de diarrhée depuis plusieurs jours ; des remèdes anti-cholériques lui avaient été administrés sans succès ; à ma visite du 9 novembre je le trouvai dans l'état suivant :

Pouls nul, refroidissement général, face décomposée, yeux enfoncés, langue froide, humectée et cotonneuse, haleine froide, voix faible, peau sèche, vomissemens et diarrhée de nature cholérique, suppression d'urine, altération, insomnie, crampes dans tous les membres, les fonctions intellectuelles dans l'état normal.

Prescription. Pilules, une tous les quarts d'heure au nombre de quatre, ensuite tous les vingt-cinq minutes jusqu'à l'amendement des symptômes et continuer toutes les demi-heures jusqu'à la réaction ; lavement de kinine six grains et thridace deux grains dans une livre d'eau de camomille, à prendre un toutes les demi-heures au nombre de trois ; tisane, frictions et sinapismes de même que dans les observations précédentes et même recommandation au moment de la réaction.

Le soir j'appris que les symptômes avaient diminué d'intensité à la troisième pilule, et que la réaction avait eu lieu à la neuvième et au troisième lavement; je trouvai le pouls à soixante dix-huit pulsations, la langue sèche, des évacuations bilieuses avaient eu lieu; les urines étaient rouges et rendues en petite quantité; du reste, les autres fonctions s'étaient rétablies.

Même prescription que ci-dessus.

Je revis ce nègre quelques jours après, il était parfaitement bien.

XXXVII.

H. Y. Janelle, Américain de l'État de la Virginie, ébéniste, âgé de vingt-deux ans, depuis huit jours dans le pays, demeurant chez M. Auguste Dorue, d'un tempérament sanguin et bilieux, fut pris, le 6 novembre à dix heures du matin, de céphalalgie, de douleurs au bas de la colonne vertébrale et de fièvre. Appelé à onze heures du soir, je trouvai le malade dans l'état suivant: pouls dur battant quatre-vingt seize pulsations; légère douleur au bas de la colonne vertébrale; langue sèche; urines rouges et rendues en petite quantité.

Prescription. Deux bains tièdes de trois quarts d'heure à deux heures d'intervalle; tisane émolliente; quatre sangsues de chaque côté des tempes et cataplasmes sinapisés aux pieds; lavement émollient, diète. A sept heures du soir, le pouls était tombé à quatre-vingt-quatre pulsations; céphalalgie légère, langue humectée.

Prescription. Eau gommée acidulée; lavement émollient.

Le 7, à sept heures du matin, je trouvai le malade très bien; tous les symptômes morbides avaient disparu.

Prescription. Bouillon de veau avec un peu de vermicelle, eau rougie pour boisson. Je fus appelé à neuf heures du soir; j'appris que le malade avait vomi, qu'il avait des évacuations de nature cholérique; qu'on lui avait administré deux cuillerées de baume de vie dans une pinte de camomille, qu'il avait pris une pilude de kinine et de thridace, et qu'on l'avait couvert de sinapismes. Je trouvai son pouls très petit, presque insensible; sa peau froide, la face pâle, les yeux caves, la langue blanche et humectée; les fonctions intellectuelles dans l'état normal; il avait soif; il se plaignait de crampes dans les mollets; suppression d'urines depuis plusieurs heures; il venait d'avoir une garde-robe de nature cholérique.

Prescription. Une pilule de thridace et de kinine toutes les vingt minutes; liniment excitant pour friction; deux lavemens composés chacun de six grains de kinine et de deux grains de thridace à prendre de demi-heure en demi-heure; je recommandai de suspendre tout traitement lorsque la réaction aurait lieu; de ne laisser que les sinapismes des pieds, et de remplacer sa tisane par de l'eau d'orge acidulée.

La réaction eut lieu à la huitième pilule, et le 8 au matin le malade était baigné par une transpiration abondante; la langue était un peu sèche, il venait d'avoir une évacuation bilieuse, il avait uriné.

Prescription. Tisane d'orge acidulée; lavement d'eau de riz; légère panade pour nourriture.

Le lendemain le malade allait bien, et le mieux ayant continué, il a été en état de reprendre ses occupations quelques jours après.

XXXVIII.

George, nègre appartenant à MM. Gurlie et Guillot, âgé de seize ans, d'un tempérament bilieux, était atteint depuis quelques jours d'une légère diarrhée; il avait été traité par les remèdes dits anti-cholériques qui avaient encore aggravé sa maladie.

A ma visite du 6 novembre, je le trouvai dans l'état suivant:

Pouls filiforme, refroidissement général, face légèrement décomposée, yeux enfoncés, langue froide, humectée et cotonneuse; voix faible, peau sèche, vomissemens et diarrhée de nature cholérique, suppression d'urine, altération, insomnie; les fonctions intellectuelles dans l'état normal.

Prescription. Pilules une tous les quarts d'heure

jusqu'à amendement, et toutes les demi-heures jusqu'à la réaction, lavement de kinine six grains et thridace deux grains dans une livre d'eau de camomille, un toutes les demi-heures jusqu'à la cessation de la diarrhée; tisane, frictions, et sinapismes, de même que ci-dessus, mêmes recommandations.

Le soir j'appris que la réaction avait eu lieu à la huitième pilule et au deuxième lavement, et que les vomissemens et les crampes avaient cessé à la troisième pilule; je trouvai le pouls à soixante-seize pulsations; la langue dans l'état naturel; les urines ainsi que tout le reste des fonctions s'étaient entiètement rétablies,

Tisane d'orge acidulée, légère nourriture. Le malade continua à aller de mieux en mieux jusqu'à parfait rétablissement.

XXXIX.

Michel, nègre appartenant à MM. Gurlie et Guillot, âgé de dix-sept ans, d'un tempérament sanguin, était atteint de diarrhée depuis plusieurs jours; je le vis le 6 novembre, et le trouvai dans l'état suivant.

Pouls filiforme, refroidissement général, face légèrement décomposée, langue blanche et cotonneuse, voix faible, peau sèche, crampes aux mollets, vomissemens et diarrhée de nature cholérique, suppression d'urines depuis quatre heures; altération, insomnie; les fonctions intellectuelles dans l'état normal.

Prescription. Pilules, une tous les quarts d'heure jusqu'à l'amendement, et toutes les demi-heures jusqu'à la réaction; lavement de kinine six grains et thridace deux grains dans une pinte d'eau de camomille, un toutes les demi-heures jusqu'à ce que les évacuations cessent, le reste du traitement comme ci-dessus.

Toujours mêmes recommandations.

Le soir j'appris que la réaction avait eu lieu à la septième pilule et au deuxième lavement, et que les vomissemens et les crampes avaient cessé à la deuxième. Je trouvai le pouls à soixante-quatorze pulsations, la langue, les urines, ainsi que toutes les autres fonctions dans l'état normal. Tisane d'orge acidulée et sucrée, légère nourriture.

La convalescence du malade fut prompte, et la santé se rétablit entièrement.

XL.

M. P. A. Pajaud, âgé de cinquante ans, d'un tempérament sanguin, avait la diarrhée depuis plusieurs jours.

Appelé le 9 novembre, j'appris qu'on avait essayé tous les remèdes anti-cholériques, tels que le baume de vie et l'huile de palma-christi, etc., et que ces remèdes n'avaient fait qu'aggraver son malaise. Je le trouvai dans l'état suivant:

Refroidissement général, pouls nul, face décomposée, yeux caves, nez effilé, langue froide, humectée et cotonneuse, tête froide, peau sèche, vomissemens et diarrhée de nature cholérique, haleine froide, voix presque éteinte, suppression d'urines, altération, fortes crampes dans tous les membres, fonctions intellectuelles dans l'état normal.

Prescription : Une pilule toutes les cinq minutes, au nombre de quatre, à continuer tous les quarts d'heure jusqu'à la cessation des symptômes, et ensuite toutes les vingt-cinq minutes jusqu'à la réaction; lavement froid de kinine huit grains et thridace deux grains dans une livre d'eau de camomille : du reste, même tisane, même friction et même recommandation que dans les observations précédentes.

Six heures du soir, j'appris que les symptômes s'étaient améliorés à la cinquième pilule et que la réaction avait eu lieu à la quinzième pilule et au troisième lavement; le malade était dans une transpiration abondante, plusieurs évacuations bilieuses avaient eu lieu, la suppression d'urine continuait, pouls battant quatre-vingt-quatre pulsations, langue sèche, altération, légère douleur à l'épigastre, chaleur générale.

Prescription : Tisane de graine de lin et d'orge

acidulée avec du jus de citron et sucrée, friction au bas de la colonne vertébrale, avec alcool camphré et essence de térébenthine, partie égale; cataplasme de farine de lin sur l'épigastre, diète. Minuit: état du malade, pouls dans l'état normal, amendement général de tous les symptômes, les urines coulaient naturellement et déposaient un sédiment; le mieux continua, et le malade se rétablit.

XLI.

La nommée Rose, mulâtresse, appartenant à MM. Guerley et Guillot, d'un tempérament sanguin, avait depuis quelques jours une forte diarrhée.

Appelé le 6 novembre, je la trouvai dans l'état suivant: pouls filiforme, face décomposée et bleuâtre, haleine froide, langue blanche, humectée et cotonneuse, refroidissement général, la voix presque éteinte, forte diarrhée de nature cholérique et quelques nausées; altération, insomnie, fonctions intellectuelles dans l'état normal.

Prescription: Embrocation d'eau presque bouillante aux pieds, et couvrir les jambes avec des sinapismes, animés avec de l'alkali volatil, frictionner fortement avec un liniment excitant très actif, couvrir ensuite avec des sinapismes comme dans les observations précédentes, alors je lui fis administrer mes pilules, une de quart d'heure en quart d'heure jusqu'à la cessation des symptômes, et ensuite une de demi-heure en demi-heure jusqu'à la réaction; lavement de kinine six grains et thridace deux grains dans une pinte d'eau de camomille, un tous les quarts d'heure jusqu'à ce que la diarrhée cesse, et un ensuite toutes les demi-heures après.

Même recommandation au moment de la réaction comme dans les observations précédentes.

Le soir j'appris que les symptômes avaient cessé à la quatrième pilule et au deuxième lavement, et que la réaction avait eu lieu à la neuvième pilule et au troisième lavement; je trouvai le pouls à quatre-vingt-six pulsations, la langue légèrement sèche, altération. Le malade avait eu quelques évacuations bilieuses, les urines ainsi que les autres fonctions étaient dans l'état normal.

Prescription : Tisane d'orge acidulée, légère nourriture. Convalescence de quelques jours, et retour à la santé.

XLII.

Euphrosine, négresse appartenant au major Gally, âgée de trente ans, d'un tempérament nervoso-bilieux, sujette depuis huit mois à une gastro-entérite pour laquelle les antiphlogistiques, particulièrement les sangsues, avaient été employés, et avaient amené un léger amendement. Elle éprouva, les 4 et 5 novembre, une diarrhée et de légères coliques, qu'elle négligea, les attribuant à sa première maladie.

Appelé le 6 au matin, état de la malade : pouls nul, refroidissement général, langue froide, humectée et cotonneuse, voix presque éteinte, douleurs au thorax, crampes très fortes, peau couverte d'uue sueur froide et collante, vomissemens et diarrhée considérables et de nature cholérique, suppression d'urine, altération, insomnie; les fonctions intellectuelles dans l'état normal.

Prescription : Une pilule toutes les cinq minutes jusqu'à l'amendement des symptômes; une ensuite tous les quarts d'heure jusqu'à la cessation des symptômes, et continuer ainsi toutes les demi-heures jusqu'à la réaction, lavement de kinine huit grains et thridace deux grains dans une chopine d'eau de camomille; le reste du traitement et les précautions à observer au moment de la réaction comme dans les observations ci-dessus.

Le soir du même jour, je trouvai la malade dans une transpiration abondante; le pouls battait cent vingt pulsations par minute, légère douleur à l'épigastre, la langue sèche; les selles bilieuses, les urines ont reparu, la réaction a eu lieu à la dix-septième pilule et au troisième lavement; les crampes et les vomissemens ont cessé à la cinquième pilule.

Prescription : Tisane d'orge acidulée; cataplasme

émollient sur l'épigastre, diète jusqu'à ce que la douleur à l'épigastre ait cédé et que la soif ait disparu, ainsi que la sécheresse de la langue ; après quoi mettre la malade au régime farineux.

Le 7 elle était beaucoup mieux, et ce mieux ayant continué, je la revis le 10 mars 1833 jouissant d'une parfaite santé et entièrement délivrée de son ancienne maladie.

XLIII.

Mademoiselle Amélie Bertus, dame Carness, âgée de vingt-deux ans, d'un tempérament sanguin, bien constituée, enceinte de cinq mois de son premier enfant, ayant éprouvé beaucoup de chagrin de la perte de sa mère, fut prise d'une diarrhée et de coliques, les 4 et 5 novembre.

Je fus appelé le 6 à une heure de l'après-midi, et je trouvai la malade dans l'état suivant : pouls nul, refroidissement général, face décomposée, la voix presque éteinte, la langue froide et blanche, humectée et cotonneuse, vomissemens, crampes et diarrhée considérables et de nature cholérique, douleurs au thorax et point à l'épigastre, suppression d'urine, altération et insomnie, les fonctions intellectuelles dans l'état normal; la malade était frappée de la crainte de mourir, et cette crainte était augmentée depuis deux jours qu'elle ne sentait plus remuer son enfant, qu'elle croyait mort dans son sein.

Prescription : Une pilule toutes les cinq minutes jusqu'à l'amendement des symptômes, une tous les quarts d'heure jusqu'à ce que les crampes et vomissemens s'arrêtent, et continuer ainsi toutes les demi-heures jusqu'à la réaction.

Lavement de kinine huit grains et thridace deux grains dans une chopine d'eau de camomille toutes les quinze minutes jusqu'à ce que la diarrhée s'arrête, et une autre demi-heure après : le reste du traitement et les soins à observer après la réaction, comme dans les autres observations.

Je revis madame Carness le soir à neuf heures; le pouls battait cent seize pulsations par minute; les urines avaient reparu, les évacuations étaient bilieuses; légère douleur à l'épigastre, la langue sèche, altération; j'ai été informé que la réaction avait eu lieu à la seizième pilule, la diarrhée avait diminué au troisième lavement.

Prescription : Tisane d'orge acidulée, légère nourriture farineuse, cataplasme émollient sur l'épigastre.

Le 7 madame Carness éprouvait un mieux sensible, et elle continue de jouir d'une bonne santé aujourd'hui le 15 du même mois.

XLIV.

John, homme de couleur libre, Américain, âgé de vingt-huit ans, ébéniste, demeurant chez M. Auguste Dome, était atteint depuis deux jours d'une diarrhée qui ne l'avait pas empêché de continuer ses travaux.

Je fus appelé à minuit du 5 au 6 novembre, et je trouvai le malade dans l'état suivant :

Pouls nul à la radiale, insensible à la brachiale, refroidissement aux extrémités supérieures et inférieures, ainsi qu'aux tempes ; face décomposée, la langue froide, blanche et cotonneuse, forte crampes dans les membres supérieurs et inférieurs, et particulièrement aux mollets ; diarrhée abondante et involontaire, suppression d'urine depuis la veille, soif intense, les évacuations et vomissemens étaient de nature cholérique, les fonctions intellectuelles dans un état normal.

M. Ag[te] Dome avait couvert le malade de sinapismes, suivant mes prescriptions, et lui avait également donné deux de mes pilules à demi-heure d'intervalle.

Prescription : Pilule de kinine et thridace, une de cinq minutes en cinq minutes jusqu'au nombre de quatre, tous les quarts d'heure jusqu'à ce que la chaleur se rétablisse, et continuer ensuite toutes les vingt-cinq minutes jusqu'à la réaction ; frictionner le malade avec un liniment excitant sur les parties non couvertes de sinapismes, et sur la colonne vertébrale ; quatre lavemens froids, un tous les quarts d'heure, composé chacun de kinine huit grains, et thridace deux grains, dans une livre d'eau de camomille; tisane de camomille froide et deux cuillerées de baume de Lelièvre; couvrir le malade, suspendre toute médication interne et externe aussitôt la réaction ; ne laisser que les sinapismes aux jambes, et remplacer la tisane ci-dessus par une infusion d'eau d'orge froide acidulée.

Le 6, à huit heures du matin : pouls à cent dix pulsations, langue sèche, altération, légère douleur dans l'épigastre; j'appris que la réaction avait eu lieu à la quatorzième pilule, et au quatrième lavement ; les urines rouges et rendues en petite quantité ; la transpiration était abondante, le malade avait eu plusieurs évacuations de nature bilieuse.

Prescription : Tisane de graine de lin et gomme arabique, de chaque une cuillerée dans une pinte d'eau acidulée avec du jus de citron ; cataplasme de lin sur la région épigastrique, lavement émollient, légère nourriture et en petite quantité.

Le 7, à onze heures, je trouvai le malade parfaitement bien, à une légère faiblesse près; les fonctions étaient dans l'état normal ; je le revis deux jours après en pleine convalescence ; et, le 12 du même mois, il avait repris ses travaux habituels.

XLV.

Christophe Guérin, natif de la Lorraine, cordonnier, âgé de vingt-quatre ans, d'un tempérament sanguin, depuis deux semaines dans le pays, me fit appeler le 9 novembre, à sept heures du matin.

Depuis la nuit le malade avait de la fièvre, un très fort mal de tête, des douleurs à la base de la colonne vertébrale, et suppression des urines.

Je le trouvai dans l'état suivant : Céphalalgie, yeux rouges, face animée; pouls dur, cent dix pulsations par minute; les urines rouges et rendues en petite quantité; douleurs très fortes au bas de la colonne vertébrale, langue rouge et large, peau sèche, forte altération, constipation.

Prescription : Saignée de seize onces, bain tiède d'une heure, tisane de mauve et graine de lin acidulée avec du jus de citron, cataplasme de farine de lin à la base de la colonne vertébrale, lavemens de lin; diète.

A six heures du soir : pouls moins dur, battant quatre-vingt-deux pulsations par minute; céphalalgie moins intense et presque nulle; les douleurs d la colonne vertébrale persistaient toujours ; le malade n'avait rendu que son lavement ; la constipation continuait.

Prescription : Dix-huit sangsues au bas de la colonne vertébrale, bain tiède de trois quarts d'heure, cataplasme de graine de lin sur les piqûres des sangsues, lavement de graine de lin avec quatre cuillerées d'huile d'olive, tisane comme ci-dessus ; un peu de sagou aromatisé de fleurs d'oranger, s'il a faim.

Le 7, à huit heures du matin : amendement dans tous les symptômes, le pouls dans l'état normal ; le malade avait uriné ; il y avait une légère moiteur à la peau.

Prescription : Soupe maigre, limonade de jus d'orange froide.

Le 8 au matin, et à huit heures, je trouvai le malade à l'agonie ; j'appris qu'on m'avait envoyé chercher plusieurs fois dans la nuit sans me trouver ; que le malade avait éprouvé un refroidissement général, des vomissemens et de la diarrhée ; que, ne me trouvant pas, on lui avait fait prendre de la tisane de camomille, ainsi que du baume de vie de Lelièvre et deux potions composées d'huile de ricin deux onces, et du même baume de vie une once ; plus un lavement d'eau de riz et vingt-cinq gouttes de laudanum ; et que, malgré ce traitement, le malade avait succombé.

Autopsie. État extérieur : raideur cadavérique

très prononcée, veines nombreuses dessinées sous la peau; larges ecchymoses sur toute la surface des tégumens; face livide. J'ai incisé les veines aux extrémités supérieures, sur la verge et le scrotum, il a coulé un peu de sang veineux.

Appareil digestif. L'estomac contenait un liquide blanc, analogue à celui des vomissemens; la membrane muqueuse gastrique était uniformément rouge, ramollie et tapissée par une substance blanchâtre; la rougeur des capillaires s'effaçait en ratissant avec le scalpel. Les membranes muqueuses intestinales étaient plus pâles; les follicules de Peyer offraient à la vue des plaques gonflées de forme ovalaire couleur de lie de vin; la membrane muqueuse, dans l'intervalle des plaques, présentait la même nuance de rougeur que nous avons trouvée dans les follicules.

Appareil circulatoire. Le cœur un peu plus gros qu'à l'ordinaire, contenait un sang noir ayant la consistance de la gelée de groseille; tous les systèmes veineux étaient gorgés de sang.

Appareil respiratoire. La membrane muqueuse du larynx était rouge, et le ventricule de cet organe contenait de l'écume rosée. Les poumons étaient sains, légèrement crépitans, et ne contenaient presque pas de sang.

Appareil sécrétoire. Le foie était un peu plus gros que de coutume; la bile était dure, vert très noir; la vésicule biliaire était gorgée de bile; la vessie ne contenait pas d'urine.

Cerveau. Les veines de la dure-mère et les autres veines qui rampent à la surface des méninges étaient gorgées d'un sang noir et liquide, la substance blanche du cerveau et du prolongement rachidien était dans l'état normal, la substance grise légèrement piquetée; les nerfs qui partent du cerveau et de la moelle alongée ne présentaient aucune altération; le système nerveux ganglionaire m'a paru dans l'état normal.

XLVI.

Pierre Blanchart, chirurgien-dentiste, Français, âgé de quarante ans, d'un tempérament sanguin, fut pris, dans la nuit du 6 novembre, d'une forte diarrhée de nature cholérique.

Appelé le 7, à sept heures du matin, je le trouvai dans l'état suivant :

Refroidissement général, pouls insensible à la radiale; langue blanche, froide et cotonneuse; face pâle et décomposée; suppression d'urine, fonctions intellectuelles dans l'état normal, peau sèche, la tête froide, selles abondantes et de nature cholérique, altération, insomnie, crampes dans les membres inférieurs et supérieurs. Le malade paraissait frappé de la crainte de mourir.

Prescription : Pilules de kinine et de thridace

une toutes les vingt minutes jusqu'à trois, ensuite toutes les demi-heures jusqu'au moment de la réaction; trois lavemens composés chacun de kinine six grains, et thridace deux grains, dans une livre d'eau de camomille, pour être administrés froids; sinapismes aux extrémités supérieures et inférieures, sur le thorax et l'abdomen; liniment excitant pour friction sur la colonne vertébrale et sur les parties non couvertes de sinapismes, en recommandant de déplacer ceux-ci, si le malade se plaignait qu'ils le fissent souffrir; couvrir le malade suivant son désir, excepté la tête; tisane de camomille une pinte, avec addition de deux cuillerées de baume de vie de Lelièvre, pour être bue froide.

Recommandant de suspendre tout traitement intérieur et extérieur lorsque la réaction aurait lieu, à l'exception des sinapismes inférieurs; diminuer les couvertures par degrés, en ayant soin d'entretenir la chaleur. Je revis le malade dans la journée; j'appris que la réaction avait eu lieu après l'administration de la quatrième pilule et au troisième lavement; le pouls battait soixante-douze pulsations, la langue était sèche, il se plaignait de légères douleurs à l'épigastre; les autres symptômes avaient disparu, et toutes les fonctions étaient dans l'état normal. J'ordonnai de l'eau gommée aromatisée avec de la fleur d'oranger, et une légère panade.

Le mieux ayant continué, le malade, au bout de quelques jours, put reprendre ses occupations journalières.

XLVII.

Eugène, mulâtre libre, âgé de dix-sept ans, demeurant chez M. Delsey, rue Bieuville, d'un tempérament sanguin était depuis plusieurs jours atteint de diarrhée qu'il laissa subsister jusqu'au 7 novembre, où je fus appelé.

J'appris que le malade avait déjà usé de plusieurs traitemens dits anti-cholériques avant mon arrivée, qu'on l'avait frictionné, et qu'on lui avait appliqué des sinapismes.

Je le trouvai dans l'état suivant :

Refroidissement général, pouls nul à la radiale, insensible à la brachiale, face décomposée, yeux caves, nez effilé, langue froide, humectée et coonneuse, tête froide, vomissemens et diarrhée abondante et de nature cholérique, haleine froide, voix presque éteinte, suppression d'urine; altération, fortes crampes dans tous les membres, insomnie, enfin tous les symptômes cholériques au plus haut degré; fonctions intellectuelles dans l'état normal, le malade était frappé de son état et craignait de mourir.

Prescription : Je lui administrai immédiatement une pilule toutes les cinq minutes au nombre de trois, et j'ordonnai de continuer ainsi tous les quarts d'heure jusqu'à l'amendement des symptômes, ensuite toutes les vingt-cinq minutes jusqu'à la réaction ; lavement de kinine huit grains et thridace deux grains dans une livre d'eau de camomille, à prendre un tous les quarts d'heure jusqu'à ce que la diarrhée ait cessé, et ensuite un dernier une demi-heure après; le reste du traitement comme dans les observations précédentes et même recommandation.

Le soir du même jour, j'appris que les symptômes avaient cessé à la cinquième pilule après mon départ, et que la réaction avait eu lieu à la dix-neuvième pilule et au quatrième lavement. Je trouvai le pouls à cent dix pulsations, la langue sèche, de légères douleurs dans l'épigastre, la suppression d'urine persistait toujours, plusieurs évacuations de nature bilieuse avaient eu lieu ; altération.

Prescription : Cataplasme de farine de graine de lin depuis l'épigastre sur toute la surface de l'abdomen ; frictions au bas de la colonne vertébrale, avec alcool camphré et essence de térébenthine, partie égale, puis une compresse imbibée du même liniment sur la même partie ; tisane délayante acidulée, lavement d'eau de riz, diète sévère jusqu'au moment où la langue perdra sa sécheresse, et où le pouls aura diminué de force ; alors, donner une légère nourriture.

Je revis le malade quelques jours après, il avait entièrement recouvré la santé.

XLVIII.

Marie Elisabeth Boulard, femme de couleur, libre, âgée de quarante-six ans, rentière, d'un tempérament sanguin, eut une légère diarrhée les 4 et 5 novembre; je fus appelé à dix heures du soir le 5.

État du malade. Pouls nul à la radiale, refroidissement général, face décomposée, yeux enfoncés, voix éteinte, tête froide, haleine froide, suppression des urines depuis le matin, langue blanche et froide, vomissemens et diarrhée, altération, fortes crampes dans tous les membres, facultés intellectuelles dans l'état normal.

La malade avait déjà usé de plusieurs remèdes, tels que de l'huile de palma-christi, du baume de vie, de l'eau de camomille.

Prescription. Deux pilules de kinine et de thridace en une seule dose; une pilule toutes les cinq minutes au nombre de quatre; prendre de plus une pilule tous les quarts d'heure jusqu'à la cessation des crampes et des vomissemens; après cela n'en prendre que toutes les vingt-cinq minutes, jusqu'à la réaction.

Lavement d'eau froide avec kinine huit grains et thridace trois grains dans une livre d'eau de camomille à prendre tous les quarts d'heure; et alors couvrir de sinapismes les extrémités supérieures et inférieures, ainsi que le thorax et l'abdomen, ayant soin de les déplacer si la malade éprouvait une trop forte cuisson; tisane de camomille et de baume de vie; frictionner les parties non couvertes de sinapismes ainsi que la colonne vertébrale; tenir la malade chaudement. Recommandation d'abandonner toute médication dès l'apparition de la réaction; toutefois maintenir les sinapismes aux jambes.

Le 6, à dix heures, j'appris que tous les symptômes cholériques s'étaient affaiblis dès la cinquième pilule et le troisième lavement, et que la réaction avait eu lieu après l'administration de la dix-septième pilule et du quatrième lavement.

Je trouvai la malade dans l'état suivant: pouls soixante-dix-huit pulsations; langue sèche, transpiration, chaleur générale, altération; la malade paraissait gaie et se sentait mieux, elle avait eu quelques évacuations bilieuses; les urines rouges et sédimenteuses avaient coulé.

Prescription. Tisane d'orge acidulée, lavement d'eau de riz, régime farineux et en petite quantité pendant plusieurs jours.

Je revis la malade le lendemain; le mieux continuait, et elle put reprendre ses occupations peu de jours après l'invasion de la maladie.

XLIX.

Manuel, nègre esclave de madame veuve Fortier, âgé de trente ans, d'un tempérament sanguin, avait depuis plusieurs jours une légère diarrhée; je vis le malade le 7 novembre à minuit.

Pouls insensible à la radiale, sensible à la brachiale, vomissemens et diarrhée abondante de nature cholérique, langue blanche, froide et humectée, face décomposée, les extrémités froides, la voix faible, suppression d'urine, crampes aux mollets et dans les doigts, fonctions intellectuelles dans l'état normal, altération.

Prescription. Une pilule toutes les vingt minutes jusqu'à quatre, et ensuite une toutes les demi-heures jusqu'à la réaction; deux lavemens froids avec kinine six grains, thridace deux grains; l'administrer à une demi-heure d'intervalle; même tisane, même friction et même recommandation que dans les observations précédentes.

Le 8, à six heures du matin, je trouvai le malade baigné par une transpiration abondante; j'appris que les symptômes avaient cessé à la troisième pilule, et que la réaction avait eu lieu à la neuvième et au deuxième lavement; le pouls était à soixante-douze pulsations, langue sèche, les urines presque dans l'état normal et sédimenteuses; le mieux était général.

Prescription. Tisane d'orge acidulée, légère nourriture.

Le 10 j'eus occasion de revoir le malade, il était entièrement rétabli.

L.

Madame Jérôme Layon, nourrice, âgée de vingt-quatre ans, d'un tempérament sanguin, éprouvait depuis quelques jours une légère diarrhée avec faiblesse et frisson, et n'avait pas de lait aux seins.

Appelé le 9 novembre à huit heures du soir, je trouvai la malade dans l'état suivant: Pouls filiforme, refroidissement général, crampes dans les mollets et dans les bras, face pâle et décomposée, diarrhée abondante de nature cholérique, suppression d'urine, langue blanche, humectée, cotonneuse et froide, voix faible, altération, insomnie, fonctions intellectuelles dans l'état normal; la malade vomissait la tisane qu'on lui donnait à boire, qui consistait en eau de camomille et baume de vie; on lui avait déjà administré plusieurs remèdes dits anti-cholériques, on l'avait couverte de sinapismes, et on l'avait frictionnée avec un liniment excitant.

Prescription: Pilules, une tous les quarts d'heure jusqu'à l'amendement des symptômes, une ensuite toutes les demi-heures jusqu'à la réaction; lavemens, chacun de kinine huit grains et thridace deux grains dans une livre d'eau de camomille à prendre à une demi-heure d'intervalle; sinapismes, tisane et frictions comme dans les observations précédentes.

Le 10 au matin j'appris que les symptômes avaient cessé à la troisième pilule, et que la réaction avait eu lieu à la onzième pilule et au troisième lavement. Je trouvai le pouls à quatre-vingt-deux pulsations, les urines avaient repris leur cours, les mamelles étaient gonflées par le lait; légère altération.

Prescription. Tisane délayante acidulée, légère nourriture.

Entière convalescence après quelques jours, et rétablissement.

LI.

J. Mécol, Irlandais, âgé de vingt-huit ans, d'un tempérament sanguin, ayant des habitudes d'intempérance, avait depuis plusieurs jours la diarrhée lorsque je fus appelé le 11 novembre au matin, et je le trouvai dans l'état suivant :

Pouls nul, refroidissement général; sueur froide et collante, haleine froide, face décomposée, et disposition à l'asphixie, la voix presque éteinte, douleur au thorax, suppression d'urine; ecchimoses sur les parties inférieures, des crampes insupportables dans toutes les extrémités, vomissemens et diarrhée considérables, altération, insomnie; les fonctions intellectuelles dans l'état normal.

Prescription. Deux pilules toutes les cinq minutes jusqu'à diminution des symptômes, ensuite une tous les quarts d'heure, jusqu'à cessation des crampes et des vomissemens, et ensuite toutes les vingt-cinq minutes jusqu'à la réaction; embrocation d'eau presque bouillante aux pieds, remplacée par des sinapismes préparés avec de l'eau, aussitôt que l'on aura obtenu un amendement dans l'asphixie, et de l'eau froide sur le sommet de la tête; lavement de kinine dix grains et thridace trois grains, dans une chopine d'eau de camomille, un tous les quarts d'heure, jusqu'à cessation de la diarrhée, et un autre une demi-heure après; le reste du traitement comme dans les observations précédentes.

Le soir, à neuf heures, je trouvai le malade à l'agonie, la figure entièrement décomposée et les yeux enfoncés; les fonctions intellectuelles s'étaient conservées dans l'état normal jusque vingt minutes avant sa mort. J'appris que les vomissemens et les crampes avaient cédé à la sixième pilule et qu'il s'était endormi, que la réaction avait eu lieu à la vingt-sixième pilule, mais qu'elle n'avait produit qu'une transpiration froide et abondante, comme dans les fièvres pernicieuses algides.

Le malade succomba quelques instans après ma visite.

Caractère anatomique: État extérieur: raideur

deur cadavérique très prononcée, facies semblable à celui des derniers instans de la vie; veines nombreuses dessinées sous la peau, ecchimoses sur toutes les parties du corps, teinte livide aux extrémités supérieures et inférieures, à la verge, et au scrotum.

Autopsie : Appareil digestif. La bouche ne présente rien de remarquable; l'estomac était plein d'un liquide blanc pareil aux vomissemens, la muqueuse gastrique était ramollie et offrait de légères taches roses en quelques endroits; développement des follicules agminés et isolés; les membranes muqueuses intestinales étaient pâles et contenaient un liquide de même nature que l'estomac, elles offraient des ramollissemens partiels.

Appareil circulatoire : Le cœur avait son volume ordinaire et contenait dans ses cavités un sang noir cailleboté, ayant la consistance de gelée; le système veineux était gorgé de sang noir et liquide, point d'altération dans les tuniques.

Appareil respiratoire : La membrane muqueuse du larynx est rouge et les ventricules de cet organe contiennent de l'écume rosée, le poumon est sain et crépitant, il ne contient qu'une très petite quantité de sang, les plèvres sont sèches.

Appareil sécrétoire : Le foie est gras, sans aucune altération, la bile qu'il contient est noirâtre, la vésicule biliaire est saine, les bassinets des reins contiennent un liquide blanchâtre à peu près semblable à celui de l'estomac et des intestins; la vessie est vide et contractée, point d'altération dans son tissu.

Système nerveux : Les sinus de la dure-mère et les autres veines qui rampent à la surface des méninges cérébrales et rachidiennes, sont gorgés d'un sang noir et liquide, la substance blanche du cerveau et du prolongement rachidien est intacte, la substance grise est légèrement piquetée, les nerfs qui partent du cerveau et de la moelle ne présentent aucune altération appréciable; il en est de même du système nerveux ganglionnaire.

LII.

Mademoiselle Josephine Bourgeois, âgée de trente-deux ans, d'un tempérament nerveux, et sujette à une maladie nerveuse depuis plusieurs années, fut atteinte de diarrhée et de crampes dans tout le corps pour lesquelles elle avait déjà usé, lorsque je la vis, de plusieurs remèdes dits anti-cholériques, avec sinapismes et frictions; malgré ce traitement la maladie avait fait des progrès. Le 28 novembre, à sept heures du matin, je la trouvai :

Pouls nul, face décomposée, refroidissement général, la voix presque éteinte, suppression d'urine, mouvemens convulsifs et dispositions à l'asphixie, fortes crampes, vomissemens et diarrhée considérables et de nature cholérique, douleurs au thorax, altération, insomnie, les fonctions intellectuelles dans l'état normal.

Prescription : Une pilule toutes les cinq minutes jusqu'à la diminution des symptômes, une autre tous les quarts d'heure jusqu'à la cessation des crampes et des vomissemens, ensuite toutes les vingt-cinq minutes jusqu'à la réaction; lavement de kinine huit grains et thridace deux grains, dans une pinte d'eau de camomille, à prendre tous les quarts d'heure, jusqu'à ce que la diarrhée ait cessé, et une autre une demi-heure après; je donnai de plus huit pilules de thridace d'un grain pour favoriser les premières jusqu'à ce que les symptômes nerveux soient amendés, embrocation d'eau bouillante aux pieds jusqu'à la sensibilité, après quoi, les remplacer par des sinapismes; le reste du traitement comme les précédentes observations, même attention à observer au moment de la réaction.

Huit heures du soir. Je trouvai le malade assez bien, la réaction avait eu lieu à la vingt-quatrième pilule, à la quatrième pilule de tridace et au troisième lavement. Les symptômes avaient disparu à la dixième pilule. Le pouls battait cent quinze pulsations, langue sèche, altération, les évacuations bilieuses, les urines et les autres fonctions dans leur état normal; même prescription.

Convalescence le 2 décembre; quelques jours après il reprit ses travaux habituels.

LIII.

Marguerite Colburn, faubourg Sainte-Marie, mulâtresse libre, âgée de trente-huit ans, blanchisseuse et cuisinière, d'un tempérament lymphatique, avait une diarrhée depuis deux jours, et éprouvait un retard menstruel depuis quinze jours. Appelé le 30 novembre au matin, je la trouvai dans l'état suivant:

Pouls nul, refroidissement général, la peau couverte d'une sueur froide et collante; respiration lente, langue blanche, froide, humectée et cotonneuse, la voix presque éteinte, suppression d'urine depuis la veille; crampes insupportables, vomissemens et diarrhée considérables, de nature cholérique, altération, insomnie, les fonctions intellectuelles dans l'état normal.

Prescription : Une pilule toutes les dix minutes, au nombre de trois, et ensuite tous les quarts d'heure jusqu'à amendement des symptômes, et continuer de la même manière toutes les demi-heures, jusqu'à la réaction; lavement de kinine huit grains et thridace deux grains, dans une pinte d'eau de camomille, pour être pris un tous les quarts d'heure, jusqu'à la cessation des évacuations, et un autre une demi-heure après; huit pilules d'un grain de thridace chaque pour aider l'effet des premières pilules ; le reste du traitement et les mêmes soins à observer après la réaction, comme dans les observations précédentes.

Je revis la malade le soir à dix heures, la réaction avait eu lieu à la quatrième pilule et au troisième lavement ; les symptômes avaient cessé à la troisième pilule et au deuxième lavement ; le pouls battait quatre-vingt-neuf pulsations ; il y avait eu quelques évacuations bilieuses, la langue reprenait sa couleur naturelle, les urines ainsi que les autres fonctions étaient dans l'état normal ; les menstrues avaient reparu.

Prescription : Tisane d'orge, graine de lin et quelques feuilles d'oranger, lavemens d'eau de riz, régime farineux.

J'eus occasion de revoir cette femme quelques jours après, elle était en pleine convalescence.

LIV.

Je fus appelé, le 13 décembre, à l'habitation de M. Prosper Marigny, demeurant sur la rive opposée à la ville, à un mille en descendant le fleuve. Là, j'appris que, sur quatre esclaves, trois étaient morts du choléra, malgré divers remèdes dits anticholériques qui avaient été employés dans leur traitement, et qu'une femme, nommée Charlotte, âgée de trente-huit ans, d'un tempéramen sanguin, avait seule résistée. Je la trouvai dans l'état suivant :

Pouls entièrement nul, refroidissement général, yeux enfoncés, nez effilé, face froide et décomposée, langue blanche, froide, humectée et cotonneuse, crampes, vomissemens et diarrhée de nature cholérique, la voix presque éteinte, suppression d'urine, altération, insomnie, peau sèche; les fonctions intellectuelles dans l'état normal.

Prescription : Deux pilules en une seule et première dose, une ensuite toutes les cinq minutes, jusqu'au nombre de quatre : les continuer ainsi tous les quarts d'heure jusqu'à amendement des symptômes, et ensuite toutes les demi-heures jusqu'à la réaction; un lavement de kinine huit grains, et thridace deux grains dans une livre d'eau de camomille, tous les quarts d'heure, et une demi-heure après que la diarrhée serait arrêtée; vésicatoires à l'épigastre et aux mollets, animés par de l'alkali volatil, tisane et friction avec un liniment très excitant, comme dans les autres observations, recommandant, lorsque la réaction aurait lieu, de remplacer les vésicatoires à l'épigastre par des cataplasmes émolliens.

Je ne pus revoir la malade, mais j'appris, le 14, que la réaction avait eu lieu après l'administration de la dix-neuvième pilule, et que la malade allait mieux.

Le 15, je fus appelé de nouveau, et j'appris que la malade vomissait tout ce qu'on lui donnait, mais sans diarrhée et sans crampes. Je la trouvai dans l'état suivant :

Pouls cent vingt pulsations, chaleur de la peau, langue sèche et rouge, fortes douleurs à l'épigastre, plusieurs évacuations de nature bilieuse; je reconnus qu'on avait dépassé ma prescription en continuant les pilules après la réaction, et que la malade avait fait un écart de régime.

Prescription : Douze sangsues à l'épigastre, diète, tisane émolliente. Le lendemain la malade était beaucoup mieux. Cette négresse n'a pas tardé à recouvrer une parfaite santé.

J'ai traité, sur cette même habitation, plusieurs personnes affectées à un degré moindre ; elles ont été guéries par le même traitement. Une vieille femme, âgée de quatre-vingt-huit ans, cependant a succombé, mais je n'ai vu celle-ci que lorsqu'elle était à l'agonie.

LV.

Joseph Mongin, charron français, âgé de trente-quatre ans, d'un tempérament sanguin, et depuis neuf mois dans le pays, m'a fait appeler le 28 janvier a onze heures du matin. Depuis quatre jours le malade a de la diarrhée, néanmoins il a pu exercer son état jusqu'au 27 au soir, où des crampes fortes et quelques vomissemens l'ont obligé à se coucher. Les crampes ont été violentes pendant la nuit; les garderobes fréquentes ; il a aussi vomi plusieurs fois. Dans la matinée tous ces symptômes ont augmenté d'intensité. Joseph Mongin a pris de la tisane de camomille, à laquelle on ajoutait par verre une demi-cuillerée à bouche de baume de vie de Lelièvre. On lui a administré une potion purgative composée de :

D'huile de ricin ℥ ij.
Baume de vie ℥ j.

On lui a fait des frictions aux extrémités avec un liniment excitant, on lui a appliqué un large sinapisme à chaque pied. Je l'ai trouvé dans l'état suivant : pouls nul à la radiale, à peine sensible à la brachiale, langue pâle, froide, face généralement froide, traits décomposés et yeux caves et enfoncés, les extrémités froides, ainsi que l'haleine ; soif intense, suppression d'urine depuis le 27 au soir, diarrhée. Les matières rendues ont l'apparence ordinaire chez les cholériques, mais leur abondance est extrême, les vomissemens sont fréquens, les crampes sont très douloureuses et se font sentir aux extrémités supérieures et inférieures, tantôt isolément, tantôt simultanément. Le malade est affecté profondément, il se croit perdu, se plaint d'une voix cassée de son malheureux sort.

Prescription : Kinine, grains trente-six, thridace huit, eau deux livres. Donnez, avec cette solution, quatre lavemens en deux heures, pilules de kinine et de thricace à prendre trois en un quart d'heure et ensuite une tous les quarts d'heure.

Larges sinapismes couvrant toute la partie antérieure du tronc, sinapismes aux jambes et aux avant-bras, frictions sur la partie postérieure du tronc et sur les cuisses, avec un liniment excitant ; tisane de camomille froide, bien couvrir le malade.

J'ai revu le malade à huit heures ; les quatre lavemens ont été pris, mais on ne lui a donné que onze pilules. Les sinapismes ont été appliqués.

Voici d'ailleurs dans quel état je l'ai trouvé : les vomissemens avaient cessé dès la troisième pilule ; la diarrhée avait diminué notablement ; mais les matières rendues étaient toujours de la même nature.

Le malade n'a éprouvé qu'une seule crampe ; le pouls est sensible à la radiale, les extrémités sont plus chaudes, le moral meilleur ; la voix est plus forte, les urines n'ont pas reparu.

Prescription : Encore quatre lavemens, prendre une pilule toutes les demi-heures, enlever les sinapismes des extrémités et en appliquer de nouveaux aux bras et aux cuisses ; continuer les frictions sur la colonne vertébrale, particulièrement à sa partie inférieure ; on suspendra toute médication dès que le pouls se relèvera et que la transpiration deviendra abondante. Les frictions seules seront continuées de temps en temps, et on ne laissera que les sinapismes appliqués aux jambes.

Le 29 au matin, j'ai trouvé le malade en bon état ; la réaction s'est faite complètement à une heure après minuit ; une transpiration abondante, le retour des urines, un sentiment de bien-être, une chaleur générale et forte, ont caractérisé cette crise favorable ; le malade s'est endormi à deux heures, après avoir changé de linge ; son pouls était fréquent et fort, sa peau était chaude et humectée, et toutes les fonctions semblaient reprendre leur marche ordinaire ; il eut deux garderobes, mais les matières rendues étaient bilieuses.

Le malade a soif ; il se plaint d'une légère douleur à l'épigastre.

Prescription : Tisane d'orge, de graine de lin et de gomme, une cuillerée de chaque ; faire bouillir pendant un quart d'heure dans un litre d'eau, passer et aciduler la tisane avec du jus de citron, édulcorer cette tisane.

Le malade ayant faim, je lui ai permis de prendre une panade très légère.

Le 30, Joseph Mongin est parfaitement bien ; il a pris du bouillon, qui a été digéré.

LVI.

Élise Robin, négresse libre, blanchisseuse, âgée de soixante-neuf ans, d'un tempérament bilieux, d'une bonne constitution, fut atteinte, le dimanche 20 janvier, de diarrhée ; elle fut ce jour-là plusieurs fois à la garderobe.

Le 23, la malade demeura en contact avec de l'eau froide pour laver du linge ; la diarrhée augmenta.

Le 24 au matin, elle se sentit faible ; sa diarrhée continuait ; les matières rendues étaient blanchâtres, séreuses et floconneuses ; elle avait des crampes aux extrémités inférieures ; et elle eut quelques vomissemens ; elle fut obligée de garder le lit.

Je fus appelé, le 24, à cinq heures après midi. J'appris alors que la malade avait été couverte de sinapismes depuis le matin, et qu'on lui avait administré une potion composée de trois cuillerées d'huile de palma-christi et de deux cuillerées de baume de vie; cete potion fut renouvelée deux fois dans la matinée ; la malade avait pris également du baume de vie et une infusion de camomille pour boisson ordinaire, à la dose de deux cuillerées pour un litre d'infusion.

A ma visite, je trouvai cette femme dans l'état suivant :

Pouls nul à la radiale, encore sensible à la brachiale ; extrémités froides, la tête et le nez froids , langue blanche, large et cotonneuse, battemens du cœur encore sensibles, douleurs à l'épigastre, soif, suppression d'urine depuis vingt-quatre heures, garderobes très fréquentes, voix presque éteinte, sentiment de malaise général, crampes presque continuelles.

Prescription : Quatre pilules de thridace et de kinine, une de cinq minutes en cinq minutes, et six autres, une tous les quarts d'heure ; tisane de camomille ; laisser les sinapismes et en appliquer un autre sur l'estomac.

Deux heures après le pouls est devenu sensible à la radiale, la chaleur se ranima.

Continuation des pilules au nombre de quatre, une chaque demi-heure.

La réaction a eu lieu à dix heures du soir ; la transpiration est devenue chaude et abondante, le pouls s'est relevé, les urines seules n'ont pas coulé.

On a fait boire à la malade de la tisane de graine de lin et d'orge acidulée avec du jus de citron, des frictions ont été alors pratiquées à la base de la colonne vertébrale avec un liniment excitant.

Le 15, j'ai trouvé la malade en très bon état, j'ai appris qu'elle avait uriné à une heure du matin.

La convalescence a marché rapidement, et quelques jours après cette femme était entièrement rétablie.

LVII.

Lefèvre, journalier français, âgé de trente-un ans, d'un tempérament sanguin, fort et bien constitué, fut pris de diarrhée le 26 janvier; le 29 sa diarrhée augmenta beaucoup; les vomissemens se sont déclarés dans la matinée du 30; il a eu pendant la nuit des crampes très douloureuses aux jambes; j'ai vu ce malade avec M. le docteur Touset, et l'ai trouvé dans l'état suivant:

Pouls filiforme, face froide, extrémités froides aussi, langue pâle, voix cassée, crampes, garderobe à chaque instant.

Prescription. Demi-lavement fait avec : eau six onces, kinine neuf grains, thridace deux grains; renouvelé deux fois en une demi-heure; pilules toutes les cinq minutes pendant le premier quart d'heure ensuite de quart d'heure en quart d'heure, un large sinapisme sur le thorax et l'abdomen, deux sinapismes aux bras, deux aux jambes, et deux aux pieds. Embrocation sur la région épinière et sur les cuisses, avec un liniment composé d'alcohol camphré, et de térébenthine; tisane de camomille et de tilleul froide, bien couvrir le malade.

J'avais fait une première visite à onze heures du matin, je l'ai revu à quatre heures. Le pouls est très marqué, la voix est revenue, la chaleur reparaît, et le malade est disposé à transpirer; plus de garde-robes, plus de vomissemens.

Renouveler les sinapismes des membres et les appliquer sur d'autres points; continuer les pilules tous les quarts d'heure; si le pouls devient plus fort, mettre une demi-heure d'intervalle entre chacune; même tisane, même embrocation. État du malade à huit heures du soir: le pouls est fort et bat cent vingt fois par minute; la chaleur est générale; le malade a transpiré et transpire encore, il a pris dix-sept pilules, mais on n'a pas cessé à temps leur administration; aussi a-t-il vomi après la dernière pilule; la langue est sèche, chaude et rude au toucher; l'épigastre est sensible; le malade a soif; les urines n'ont pas encore paru.

Prescription. Enlever tous les sinapismes, à l'exception de ceux des pieds, tisane émolliente acidulée, cataplasme émollient sur l'épigastre, frictions excitantes à la région inférieure du rachis.

Le 31 j'ai fait une visite à dix heures et demie; tous les symptômes de surexcitation ont disparu; le malade a dormi pendant uue grande partie de la nuit; il a eu deux garderobes bilieuses; l'excrétion des urines a eu lieu pour la première fois depuis quelques minutes; le malade a faim.

Prescription. Panade légère, tisane émolliente acidulée.

Le 1er février toutes les fonctions sont dans l'état normal; panade toutes les trois heures.

Le 3 le malade est en pleine convalescence; je l'ai vu le 8, il avait repris ses travaux.

RÉSULTATS.

Il résulte des observations qui précèdent que le choléra s'est montré ici sous un aspect tout nouveau; sans doute ailleurs il s'est combiné avec des maladies endémiques; mais à la Nouvelle-Orléans il a paru au moment où la fièvre jaune sévissait avec plus d'intensité que cela n'avait eu lieu depuis plusieurs années, et des observations numéros 1, 2, 3, 6, 11, 17, 18, 19, 21, il résulte que le choléra s'est montré chez des sujets qui étaient atteints de fièvre jaune. On peut remarquer que le traitement antiphologistique, en atténuant les effets de la fièvre jaune, a favorisé le développement du choléra, et que ce n'est qu'en adoptant un mode de traitement tout opposé que je suis parvenu à combattre ce nouvel ennemi. Les observations numéros 22, 28, 32, 35, 43, démontrent que la présence du choléra rend tout-à-coup moins intense la fièvre jaune; et qu'à mesure que la première fait des progrès, l'autre semble céder du terrain.

Enfin je ne puis m'empêcher de conclure que la cause de ces deux maladies diffère autant que ses effets sur l'économie animale, et que, comme je l'ai dit plus haut, le choléra, maladie asthénique, produit nécessairement une diversion dans les effets de la fièvre jaune, maladie sthénique; dans celle-ci les effets semblent toujours céder à l'influence du choléra, et jamais je n'ai vu le choléra céder à celle de la fièvre jaune, d'où j'induis que la puissance délétère du premier est plus funeste encore que celle de l'autre.

Une autre observation non moins positive, c'est que des personnes non acclimatées à la fièvre jaune, arrivées à l'instant où elle sévissait, n'en ont point en général été affectées, comme cela aurait eu lieu si le choléra n'avait pas existé, et chose remarquable, ceux d'entre eux qui ont eu le choléra n'ont pas été atteints aussi fortement que les personnes acclimatées à la fièvre jaune; j'ajouterai encore que beaucoup de personnes affectées antérieurement de gastro-entérite se sont trouvées totalement guéries à la suite du choléra.

THÉORIE.

En faisant connaître les heureux résultats de l'administration de la kinine unie à la thridace, je proclame un fait incontestable que chacun expliquera comme cela lui paraîtra convenable; cependant si on veut que je dise par quelle succession d'idées j'ai été conduit à administrer ce remède, je le ferai en peu de mots.

J'avais été frappé de l'exactitude de la définition donnée par l'académie de médecine de Paris; comme elle et avec elle je voyais dans le choléra asiatique:

1° Une altération de l'innervation.

2° Un mode particulier d'affection catarrhale des membranes muqueuses gastro-intestinales.

Frappé de voir que les facultés intellectuelles persistent jusqu'au dernier moment chez les sujets affectés de choléra, je fus forcé de reconnaître que la cause première, la cause inconnue de cette maladie, ne portait que bien faiblement sur les nerfs cérébraux; le système nerveux de la vie organique me semblait seul directement et fortement affecté; mais quel était le mode de lésion du grand sympathique? Je n'ignorais pas que M. Pinel fils, et plus tard un honorable professeur de l'école de Montpellier, s'étaient occupés de donner la solution de cette question, et je savais que malgré les recherches des plus habiles anatomistes, on n'avait pu constater d'altération au trisplanchnique; mais comme les physiologistes modernes ne s'accordent pas sur les fonctions de ce nerf dans l'état normal, il ne me paraissait pas extraordinaire qu'ils ne pussent montrer l'altération matérielle d'un agent dont on ignorait le rôle dans l'économie.

Je pensai dès lors, puisque les expériences physiologiques étaient insuffisantes, qu'il fallait en tenter d'empiriques; qu'il fallait employer des modificateurs puissans, et en étudier les effets en médecin observateur.

Après des essais assez nombreux je crus reconnaître dans la thridace unie à la kinine le remède par excellence; j'ai rapporté les faits, ils me semblent de nature à donner quelque confiance au médicament que je préconise.

J'attends donc avec intérêt le résultat des expériences que l'académie voudra bien tenter, dans le but de rectifier ou de confirmer mes idées au sujet de l'utilité du mode de traitement que j'ai employé avec tant de succès.

Signé M. HALPHEN, D. M.

Nouvelle-Orléans, le 28 février 1833.

PHARMACOLOGIE.

N° I.

℞ Sulfate de quinine. . . . . gr. xl.
Thridace. . . . . gr. vj.
Mêlez. F. s. a. douze pilules roulées dans la poudre de cannelle.

N° II.

℞ Sulfate de quinine. . . . . gr. xl.
Thridace. . . . . gr. viij.
Eau . . . . ℥ jv.
» de cannelle . . . . } āā ℥ j.
Sirop de sucre. . . . . }
Mêlez.

N° III.

Sinapismes préparés, de préférence à l'eau.

N° IV, *liniment excitant :*

Alcool camphré. . . . . }
» cantharidé . . . . } āā ℥ iv.
Térébenthine liquide . . . . }
Ammoniaque liquide. . . . . ℥ j.
Mêlez.

ou N° V, *liniment :*

℞ Alcool camphré. . . . . } āā ℥ iij.
Esprit de térébenthine. . . . . }

FIN.

www.ingramcontent.com/pod-product-compliance
Ingram Content Group UK Ltd.
Pitfield, Milton Keynes, MK11 3LW, UK
UKHW021042200726
13857UKWH00003B/761

9 782012 922761